医薬品・医療機器・再生医療等製品
GLP　Q&A集

編　集

一般社団法人日本 QA 研究会

薬事日報社

はじめに

GLP (Good Laboratory Practice) は，非臨床試験を実施する際に守るべき信頼性確保のための基準として国際的に広く採用されています．日本においても，1982 (昭和 57) 年に医薬品について同制度が導入され，2002 (平成 14) 年からは医療機器，2014 (平成 26) 年からは再生医療等製品についても同様の制度が適用されています．

再生医療等製品に対する GLP 省令が施行された 2014 (平成 26) 年には，国際整合性の観点と同時に長年の問題点を改善する目的から，GLP 適合性調査に関する制度改正も実施されました．これにより，調査結果として従来の 3 段階評価 (A・B・C) から 2 段階評価 (適合・不適合) に変更されるとともに，GLP 適合性の確認範囲が項目 (試験種) から区分に変更されました．また，近年は，GLP の国際的なハーモナイゼーションを行う唯一の機関である経済協力開発機構 (OECD) より，GLP に関するテーマごとに統一的な運用・解釈を促進するための関係文書が多く発行されており，本邦における GLP の運用・解釈もこれらの文書に従いアップデートが求められています．

上記に加えて，医薬品等 GLP 関連の解説書は，2009 (平成 21) 年発行の「医薬品・医療機器改正 GLP 解説 (上・下巻)」(「GLP 解説」) 以降，改訂版が作成されておらず，その発行からすでに 10 年以上が経過して GLP に関する国内外の環境・考え方が大きく変化する中，現状に即した内容の書籍が求められていました．

このような状況をふまえ，独立行政法人医薬品医療機器総合機構 (PMDA)，日本製薬工業協会 (製薬協)，一般社団法人日本医療機器産業連合会 (医機連)，一般社団法人日本 QA 研究会 (JSQA) では協同で，「GLP 解説 (下巻)」に掲載されている Q&A と，いわゆる「GLP ガイドブック」と呼ばれる「医薬品 GLP ガイドブック」，「医薬品・医療機器 GLP ガイドブック」，「医薬品・医療機器・再生医療等製品 GLP ガイドブック」に掲載の Q&A を元に，必要な事項を厳選し，その内容も全面的に見直して Q&A 集として発行することとしました．

本書が読者の皆様にとって，GLP 制度を実際に運用する上で役立つものとなれば幸甚に存じます．

最後に，本書の発行にあたり「GLP ガイドブック」の掲載内容の転載使用についてご快諾いただいた，編者である公益財団法人日本薬剤師研修センターのご高配に感謝申し上げます．

令和 4 年 2 月

一般社団法人日本 QA 研究会

本書を利用するにあたって

今回まとめたQ&Aは，次の資料から引用しているが，内容については最新の情報に対応させるため適宜見直しを行い，現状に即した形としている．

- 「医薬品・医療機器　改正GLP解説　下巻」
  薬事日報社，2009
- 「医薬品GLPガイドブック2009」
  編集　財団法人日本薬剤師研修センター，薬事日報社，2009
- 「医薬品・医療機器GLPガイドブック2010」
  編集　財団法人日本薬剤師研修センター，薬事日報社，2010
- 「医薬品・医療機器GLPガイドブック2011」
  編集　財団法人日本薬剤師研修センター，薬事日報社，2011
- 「医薬品・医療機器GLPガイドブック2012」
  編集　公益財団法人日本薬剤師研修センター，薬事日報社，2012
- 「医薬品・医療機器GLPガイドブック2013」
  編集　公益財団法人日本薬剤師研修センター，薬事日報社，2013
- 「医薬品・医療機器GLPガイドブック2014」
  編集　公益財団法人日本薬剤師研修センター，薬事日報社，2014
- 「医薬品・医療機器・再生医療等製品GLPガイドブック2015」
  編集　公益財団法人日本薬剤師研修センター，薬事日報社，2015
- 「医薬品・医療機器・再生医療等製品GLPガイドブック2016」
  編集　公益財団法人日本薬剤師研修センター，薬事日報社，2016
- 「医薬品・医療機器・再生医療等製品GLPガイドブック2017」
  編集　公益財団法人日本薬剤師研修センター，薬事日報社，2017
- 「医薬品・医療機器・再生医療等製品GLPガイドブック2018」
  編集　公益財団法人日本薬剤師研修センター，薬事日報社，2018
- 「医薬品・医療機器・再生医療等製品GLPガイドブック2019」
  編集　公益財団法人日本薬剤師研修センター，薬事日報社，2019

凡例

① アメリカ食品医薬品局（Food and Drug Administration）

→ **FDA**

② 医薬品規制調和国際会議（International Council for Harmonisation of Technical Requirements for Pharmaceuticals for Human Use）

→ **ICH**

③ OECDの非臨床試験データ相互受入れ制度（Mutual Acceptance Data）

→ **MAD**

④ 経済協力開発機構（Organisation for Economic Co-operation and Development）

→ **OECD**

⑤ 独立行政法人医薬品医療機器総合機構（Pharmaceuticals and Medical Devices Agency）

→ **PMDA**

⑥ 医薬品，医療機器等の品質，有効性及び安全性の確保等に関する法律（昭和35年8月10日法律第145号）

→ **薬機法**

⑦ 医薬品，医療機器等の品質，有効性及び安全性の確保等に関する法律施行規則（昭和36年2月1日厚生省令第1号）

→ **薬機法施行規則**

⑧ 医薬品の安全性に関する非臨床試験の実施の基準（平成9年3月26日厚生省令第21号）

→ **医薬品GLP省令**

⑨ 医療機器の安全性に関する非臨床試験の実施の基準（平成17年3月23日厚生労働省令第37号）

→ **医療機器GLP省令**

⑩ 再生医療等製品の安全性に関する非臨床試験の実施の基準（平成26年7月30日厚生労働省令第88号）

→ **再生医療等製品GLP省令**

⑪ 医薬品の安全性に関する非臨床試験の実施の基準に関する省令の一部を改正する省令による改正後の医薬品の安全性に関する非臨床試験の実施の基準に関する省令の取扱いについて（平成20年6月13日薬食発第0613007号）

→ **医薬品GLP省令施行通知**

⑫ 医療機器の安全性に関する非臨床試験の実施の基準に関する省令の一部を改正する省令による改正後の医療機器の安全性に関する非臨床試験の実施の基準に関する省令の取扱いについて（平成20年6月13日薬食発第0613010号）

→ **医療機器GLP省令施行通知**

⑬　再生医療等製品の安全性に関する非臨床試験の実施の基準に関する省令の施行について（平成26年8月12日薬食発0812第20号）

→　**再生医療等製品GLP省令施行通知**

⑭　医薬品，医療機器及び再生医療等製品の製造販売承認申請等の際に添付すべき医薬品，医療機器及び再生医療等製品の安全性に関する非臨床試験に係る資料の取扱い等について（平成26年11月21日薬食審査発1121第9号，薬食機参発1121第13号）

→　**取扱い通知**

⑮　医薬品GLP又は医療機器GLPの実地による調査の実施要領の制定について（平成20年6月20日薬機発第0620058号）

→　**実施要領通知**

※⑧〜⑬については，医薬品，医療機器，再生医療等製品への適用と適宜対応させる表記とした．また，適用が医薬品，医療機器，再生医療等製品の全般におよぶ場合は，「医薬品等GLP省令」としている箇所がある．

目次

1　趣旨/定義：Q1〜Q8

Q1　複数の試験の取扱い①

単回投与毒性試験と反復投与毒性試験をまとめて1試験とし，一つの試験計画書の下に行ってもよいか？

A

単なる手続きの省略などを目的に，試験目的の異なる2試験を1試験とすることは適切ではないため，認められない（ただし，いわゆる「ハイブリッド試験」については，**Q304**参照）．

Q2　複数の試験の取扱い②

反復投与毒性試験等で用量設定試験を本試験に組み込み，一つの試験計画書で試験を実施してもよいか？

A

反復投与毒性試験では，動物等の入荷時期や試験期間等が大きく異なることから，用量設定等の予備試験は別途に実施すべきである．一方，遺伝毒性試験では用量設定試験を本試験に組み込むことは可能である．

Q3　添加剤・賦形剤の安全性試験

従来，医薬品に使用されたことのない添加剤及び賦形剤を成分として申請する場合，別紙規格と一緒に安全性データを添付することになっているが，この安全性試験はGLPの適用を受けるか？

A

新添加剤等（使用前例があったとしても投与経路が異なる，もしくは，前例を上回る量を使用する場合を含む）を使用した医薬品の製造販売承認を申請する場合の安全性試験は，GLPの適用を受ける．

Q4 代謝物・劣化品・混入物等の安全性試験

ある医薬品の代謝物，劣化品，あるいは，混入物について安全性試験（例えば，単回投与毒性試験）を行う場合，その試験は GLP の適用対象となるか？

A

GLP に規定される被験物質とは，必ずしも医薬品本体のみに限定されるものではなく，当該本体の不純物，代謝物，劣化品，あるいは，製剤への医薬品添加剤，容器材料からの溶出物及び抽出物，製造工程での混入物等を含み，これらについて行われる安全性試験については，GLP が適用される．

Q5 保存に耐えることのできない資料（感熱紙等）の取扱い

機器から出力されるプリントがその性状により保存に耐えない場合（感熱紙等），コピーを生データとする旨を標準操作手順書（SOP）に規定してあれば，出力されたプリントは保存しなくてもよいか？

A

SOP でコピーされたものを生データとする旨を記載していれば，コピーしたものを生データとしても差し支えない．ただし，コピーには正確に転写したことを保証する者の署名，日付，理由等の記載が必要である．なお，保存に耐えないプリントは廃棄しても差し支えない．

Q6 二部作成した電磁的記録媒体の取扱い

コンピュータ上の生データを CD-R 等の記録媒体へ二部作成し，一部は自社，もう一部は自社以外の場所へそれぞれ保存した場合，どちらを生データと定義すればよいか？

A

生データの定義は，各試験施設で規定することでよい．この場合は一部を「生データ」として資料保存施設で保存し，もう一部は「バックアップ」として，これについても GLP 下で保存すること．

Q7 病理検査へのコンピュータ化システム利用の留意点

病理組織の所見は確定までに長期間を要することが多いが，コンピュータ化システムの利用において，所見の経緯を明確にするには，どのような方法をとればよいか？

A

コンピュータ化システムの利用の有無にかかわらず，どの時点の病理組織所見を最終化（生データ）とするかが重要である．生データの定義をSOPに定め，明確にする必要がある．その後，生データを変更する場合には，SOPの変更規定に基づいて実施することが必要である．

Q8 コンピュータ化システムの更新に伴う生データの定義変更

コンピュータ化システムの更新にあたり，旧システムの生データを電磁的記録媒体から紙に定義変更することとした．この場合，旧システムを使用し，すでに終了した試験では紙に定義変更した生データに試験責任者（SD）が確認の署名を行い，かつ，運営管理者が生データの定義変更文書を作成する方法でよいか？

A

この方法でよい．

2　試験委託者の責務：Q9～Q14

Q9　試験委託者の業務とその記録の保存

GLP 適用試験をすべて外部委託している場合，試験委託者側の業務，すなわち医薬品等 GLP 省令第 4 条で述べられている業務は GLP 組織下で行わなければならないか？　また，試験委託者側の記録類（契約書，交信記録及び委託先の調査記録等）は，GLP 下で保存しなければならないか？

A

医薬品等 GLP 省令第 4 条は，GLP 適用試験を適切な受託試験施設に委託する場合の試験委託者としての責務を規定したものである．したがって，必ずしも試験委託者側に GLP 組織を求めてはいない．

本問にある試験委託者側での記録類の保存は，試験委託者側に GLP 組織が存在しない場合は，原本の所在を明確にしておけば GLP 下で保存しなくても差し支えない．

Q10　電子メールに添付された文書の取扱い

外部委託試験の連絡は，通常電子メールで行う場合が多いと思われるが，医薬品等 GLP 省令や関連通知において文書により記録，保存すべきとされている書類以外は，電子メールに添付された書類のオリジナルの書類を別途郵送してもらわなくとも，電子メールから印刷したものに受領者が氏名及び日付を記入し，保存することでよいか？

A

この方法でよい．

Q11　試験委託者の調製物情報

試験委託者から被験物質を「調製物」として入手した場合，試験委託者からその「調製物」に関する情報を入手すべきか？

A

2018 年 4 月 19 日に発出された被験物質の管理等に関する OECD GLP 文書（OECD GLP Advisory Document）No.19 の 8.1 を参考に，必要な情報を入手すべきである．

Q12 被験物質分析の GLP 適用の確認根拠

被験物質の特性分析を，安全性試験施設以外の分析部門，もしくは，外部機関が実施した場合で，その特性分析についての GLP 適合性を確認する場合，

① その確認方法として，実地調査が必須か？

② 書面で GLP 適合状況を確認する場合は，何を根拠に判断すれば要件を満たすことになるか？ 分析試験実施施設の分析責任者が，医薬品等 GLP 省令を遵守し運用しており，医薬品等 GLP 省令に従って実施した試験である旨陳述し，GLP 施設の信頼性保証部門（QAU）が信頼性を保証していれば，要件を満たすか？

③ ②の場合，信頼性保証部門に求められる資格・要件はあるか？

A

① 調査，確認の方法については，医薬品 GLP 省令施行通知の記の 1 (2) 第 4 条関係イに試験委託者の責務として示されているのと同様に，事例ごとに適切な対応をとればよく，分析を実施する施設への実地の調査は必須ではない．しかし，当該試験施設に係る分析業務が初めて実施される場合は，実地調査を行い，GLP 適合状況を確認することが望ましい．

② 自社，もしくは，委託元の分析部門で実施された場合に書面で確認するには，GLP 組織下において医薬品等 GLP 省令に従って分析を実施していることを示す資料を入手する必要がある．また，外部機関に委託する場合には，医薬品等 GLP 省令第 4 条の規定に従って，試験委託者の責務として必要な文書を入手，確認することとなる．

③ 特別な資格・要件は必要としない．

Q13 試験委託者への中間報告の提出

試験委託者より，試験の途中の成績を中間報告書として提出するよう依頼された．その際，中間報告書を信頼性保証部門が調査し，信頼性保証陳述書（医薬品等 GLP 省令第 8 条第 1 項第八号，第 17 条第 1 項第十三号の規定により，信頼性保証部門責任者が作成する文書）を添付するよう求められたが，どのように対応すればよいか？

A

中間報告書は医薬品等 GLP 省令の要求事項ではないので，適宜試験委託者と協議して対応することで問題ない．

Q14 委託先の資料保存施設変更に伴う移管作業の試験委託者による確認

受託試験施設の諸事情により，試験関係資料の資料保存施設が変更されることになった．試験委託者のGLP上の責務として，事前及び事後の確認はどのように行えばよいか？

A

受託試験施設の責任の下で保存されている試験関係資料の移管については，試験委託者による移管前後の確認は必須ではないが，試験委託者の責務として，変更後の資料保存施設がGLPに適合しているか否か，また，変更に関する記録が適切に残されているかを確認する必要がある．

3　職員：Q15～Q19

Q15　GLP 職員の教育

医薬品等 GLP 省令の教育について，例えば，分析担当職員が動物の飼育管理の教育を受ける等，全 GLP 職員に全条文を教育する必要はあるか？

A

必ずしも全 GLP 職員に全条文の教育が必要という訳ではなく，各職員の役割に応じた教育を実施することでよい．ただし，運営管理者，試験責任者，信頼性保証部門責任者（QAM）など，GLP 組織の中心となる者は全条文の熟知が望ましい．

Q16　派遣社員への教育・訓練

動物飼育に外部委託の派遣職員を従事させている場合，これらの職員の教育・訓練についてどのように対処すべきであるか？

A

派遣職員の基礎的教育の責任は派遣元にあるが，当該派遣職員の教育の最終的な責任は派遣先の施設にあり，各施設において作業方法等が違うため，当該施設での教育・訓練は必須である．

Q17　受託試験施設への委託側技術者の出向

受託試験施設に委託した試験において，一部の実験操作が特殊技術を要することから，委託者側の技術者が受託試験施設に出向き実験操作を行う必要が生じた場合，次のような対応を考えているが問題はあるか？

① 受託試験施設の運営管理者は，委託者側の技術者の職務経験並びに GLP/SOP 教育訓練記録等を入手して確認後，一時的な試験従事者として受託試験施設の GLP 適用試験に従事することを記録に残す．

② 受託試験施設の試験責任者は，一部の実験操作については，委託者側の技術者が試験に従事することを明記した試験計画書を作成する．

③ 委託者側の技術者は，受託試験施設の SOP（実験操作を行う試験施設の動線や，その他の関連する基本的な SOP）を履修し，その記録を残す．

A

契約社員，派遣社員の場合と同様に考えてよい．なお，受託試験施設の運営管理者は，委託者側の技術者が医薬品等 GLP 省令を十分に理解していることを確認する必要がある.

Q18 試験業務の分担

試験の技術面の業務を分担させる責任者を設けてもよいか？

A

試験施設が独自に考え，設けることは差し支えない．ただし，医薬品等 GLP 省令第 7 条に掲げる試験責任者の業務を行うことはできない.

Q19 病理検査担当者の資格

病理検査担当者の資格はどこまで要求されるか？

A

病理検査担当者の資格については，研修歴，研究歴（報告論文等），実施経験（病理検査の経験年数），学位等により判断する.

4　運営管理者：Q20〜Q34

Q20　医薬品等 GLP 省令における確認

医薬品等 GLP 省令に承認，あるいは確認することが規定されているすべての場合について，その承認，あるいは確認を署名・日付の形で記録に残すことが必要か？

A

「承認」については必ず記録を残すことが必要である．一方，「確認」については必ずしも記録を必要としているわけではない．特に，運営管理者による「確認」については，システム的に確保されている場合，個々の事項についての記録は必須ではない．

Q21　複数名の運営管理者の設置

1 施設に運営管理者を複数設置してもよいか？

その際，GLP 適合性調査は同時に受けることができるか？　また，GLP 適合性調査申請は個別（運営管理者ごと）に行うのか？

A

1 施設に運営管理者を複数設置する場合は，それぞれの運営管理者の下に GLP 組織を設置することとなり，その場合には 1 施設に複数の GLP 組織をもつこととなる．

なお，GLP 適合性調査は，GLP 組織ごとの申請となる．

Q22　複数箇所に分かれる施設の運営管理

2 ヵ所以上の地域に分かれている施設を，一人の運営管理者で管理運営することは認められるか？

A

施設が 2 ヵ所以上の地域に分かれているだけの理由で，一人の運営管理者による管理運営が不適切であるとはいえない．しかし，施設が分かれていることにより，運営管理者の業務に支障が生じている場合は，その問題について改善する必要がある．

Q23 運営管理者等の代行に関する規定

運営管理者，試験責任者，信頼性保証部門責任者及び資料保存施設管理責任者の不在時において，その業務を代行する者及び手順について，SOP に規定するべきか？

A

運営管理者等，各責任者の不在の状況は，試験の円滑な進捗に支障をきたすので，不在の際にその業務を代行する者及び手順について，SOP に定めておく必要がある．また，各責任者が業務に復帰した際には，速やかに代行事項について追認しなければならない．

Q24 運営管理者・試験責任者等の兼務

医薬品等 GLP 省令上の各責任者（運営管理者，試験責任者等）の兼務はどこまで認められるか？　また，認められない兼務はあるか？

A

医薬品等 GLP 省令上の各責任者のうち，運営管理者，試験責任者及び信頼性保証部門責任者については，それぞれの兼務は認められない．

Q25 運営管理者が交代した場合の信頼性保証部門責任者等の指名

運営管理者が交代した場合，前任の運営管理者が指名した信頼性保証部門責任者及び資料保存施設管理責任者に，継続してその職務を委任する場合，新たに指名書を発行する必要はあるか？

A

前任の運営管理者の責務を承継しているのであれば，指名書を改めて発行する必要はない．なお，再指名については，あらかじめ SOP で明確にしておくことが望ましい．

Q26 上長の交代による運営管理者の再指名

運営管理者の上長によって運営管理者を特定する文書が作成されている場合，運営管理者の上長が交代する際，当該文書を改めて作成する必要はないと考えてよいか？

A

新しい上長が前任者の職責を承継しているのであれば，改めて作成する必要はない．作成するか否かは，各施設の運用によるものと考える．

Q27 運営管理者による確認

運営管理者の責務に「被験物質若しくは対照物質またはこれを含む混合物の同一性，力価，純度，安定性及び均一性について適切に試験されていることを確認すること」（医薬品 GLP 省令第 6 条第 1 項第四号），また，「施設及び機器等が標準操作手順書及び試験計画書に従って使用されていることを確認すること」（同条第 1 項第五号）がある．これらは，運営管理者自らが行うべきか？　あるいは GLP 組織内の担当者を指名して確認させることでも構わないか？

A

必ずしも運営管理者自らが行わなくとも，運営管理者が指名した担当者が確認していることを運営管理者が確認することでも差し支えない．ただし，この確認の担当者として信頼性保証部門の者を指名することは不適切である．

Q28 職員に関する記録

医薬品等 GLP 省令第 6 条第 1 項第八号にいう「教育，訓練及び職務経験を記録した文書」とはどのような内容のもので，どの程度詳しいものを想定しているか？

A

ここで規定する文書の作成・保存は，試験の実施のために選ばれた職員が，その教育・訓練・経験から見て適切か否かを判断するために行うものである．したがって，これらの判断の参考になる事項について，記録されるべきである．

Q29 職員に関する記録の資料保存施設への移管

GLP 組織に在籍中の職員の教育・訓練記録は，運営管理者から任命された各部門の教育担当責任者が各キャビネットに保存している．GLP 組織から外れた職員の記録は，どのくらいの期間で資料保存施設に移管すべきか？　なお，運営管理者は，教育担当責任者の任命，職員資格の承認を実施し，職員の教育・訓練記録はパーソナルコンピュータ（PC）による検索等ができる体制である．

A

医薬品等 GLP 省令・関連通知には記録類の移管時期について明確な規定はないが，記録類の紛失を防ぐため，速やかに資料保存施設に移管する必要がある．なお，教育・訓練記録は各キャビネット等で一時保管しても構わないが，その責任は運営管理者にある．

Q30 試験責任者の指名

試験ごとに運営管理者が試験責任者の指名書を作成することは不要と考えられるので，試験計画書をもって指名が可能とすることとしてもよいか？

A

試験開始前に試験ごとに，運営管理者が試験責任者を指名したことが分かる記録は必要であり，試験計画書をもってこれに代えることは不可である（医薬品等 GLP 省令第 6 条参照）.

Q31 主計画表に記載すべき事項①

試験責任者の業務量を把握するために試験責任者ごとの主計画表を作成しているが，医薬品等 GLP 省令第 6 条第 1 項第九号には「試験委託者の氏名（法人にあっては，その名称），試験責任者の氏名，試験系，試験の種類，試験開始の日付，試験の進捗状況，最終報告書の作成状況等を被験物質ごとに記載した書類」と記載されており，被験物質ごとの主計画表が必要であるとしている．主計画表の目的が運営管理者の状況把握であるならば，試験責任者ごとの主計画表のみとしてもよいか？

A

主計画表には，GLP 職員の業務量把握の他，被験物質ごとの各試験のタイミングを把握・確認する面もあり，被験物質ごとの主計画表は，状況把握のために必要である.

この他に試験施設の状況に応じて，試験責任者ごとに業務を把握する表を作成しても差し支えない.

Q32 主計画表に記載すべき事項②

試験を委託した場合，委託者側の主計画表には委託試験を記載していないが，記載する必要はあるか？

A

主計画表は，当該施設における作業量の評価及び試験経過の確認のために作成されるものである.

委託試験については，試験委託者の責務として試験のモニター業務を行う等，当該施設における作業量に影響を及ぼす可能性がある．したがって，試験委託者における作業量を確認するためにも主計画表への記載が望ましい．外部委託試験に係る業務が当該施設の業務に影響しないのであれば，主計画表から外部委託試験に関する記載を除いても問題はないが，複数場所試験における測定試験等については，主計画表に記載する必要がある.

Q33 主計画表に記載すべき事項③

主計画表に記載すべき「すべての試験」の範囲は，GLP が適用される試験に限ると理解してもよいか？

A

運営管理者は施設を適切に運営及び管理するために，当該施設で実施されているすべての試験の状況を主計画表に記載する必要があり，必ずしも GLP が適用される試験に限定されるものではない．

Q34 主計画表の電子化及び信頼性保証部門による保存

信頼性保証部門が電子的に保存された主計画表へのアクセス権限を有している場合，主計画表の写しを保存していると解釈してもよいか？

A

そのように解釈して差し支えない．

5　試験責任者：Q35～Q42

Q35　試験責任者の複数の試験への従事

一人の試験責任者が，多くの試験を同時に試験責任者として担当することはできるか？この場合，試験責任者の代理を置く必要はないか？

A

一人の試験責任者が，同時に多くの試験の試験責任者となることは，本来，試験を実施するうえで不都合が生ずる可能性が高くなるので好ましくなく，当該業務を十分に行いうる範囲でのみ，複数の試験の試験責任者となることが認められる．

すなわち，試験責任者の代理を置かなければ当該業務が全うできないほど，多くの試験の試験責任者となることは不適切である．

Q36　試験責任者の行う確認

医薬品 GLP 省令施行通知の記の 1 (5) 第 7 条関係ウ②では，「試験計画書や標準操作手順書を試験従事者が利用できるようになっていることを試験責任者が確認すること」とあるが，どのような確認をすればよいか？

A

試験従事者が試験計画書や SOP を，適切に利用できる場所に配付する手順が確立されており，その手順に基づき試験計画書や SOP が配付されていることを確認する．なお，信頼性保証部門の調査報告を利用することも方法の一つである（医薬品等 GLP 省令第 7 条参照）．

Q37　試験責任者の異動に伴う取扱い

試験責任者が異動により GLP 組織から離れる場合，進行中の試験だけではなく，完了したすべての試験についても，試験責任者を変更すべきか？　また，退職の場合とは異なり，異動の場合であれば試験責任者の変更はしない方がよいか？

A

完了した試験については，退職や異動による試験責任者の変更は行わなくても差し支えない．また，試験責任者が運営管理者になった場合，あるいは，信頼性保証部門になった場合も同様である．

ただし，最終報告書の追加または訂正は，医薬品等 GLP 省令第 17 条第 2 項の規定により，試験責任者が実施する必要があるので，当該試験責任者がすでに退職等で GLP 組織から離れていれば，これを実施することができなくなってしまうため，試験責任者を変更しなければならない．

Q38 試験責任者の生データ確認の記録

試験責任者は，確認したすべての生データを用紙ごとに，確認を行った旨の署名と，その日付を記載しなければならないか？

A

すべての生データ1枚1枚に確認の署名を求めるものではない．試験責任者が確認したということが体系的，システム的に確保されていればよい．ただし，複数枚の生データ用紙が別々に保存され，確認の有無が分からなくなるような場合は別である．

Q39 試験責任者のコンピュータシステムのバリデーション確認

医薬品 GLP 省令施行通知の記の1 (5) 第7条関係ウ④に関して，「試験に使用されるコンピュータシステムは適切にバリデーションが実施されていることを確認すること」とあるが，ここでいう「確認」とは，どのようなことを指しているか？

A

GLP 試験に使用されるコンピュータシステムは，適切にバリデーションされていることを確認する必要があるが，これは必ずしも試験ごとの確認を必要とするものではない．適切にバリデーションされていることを確認できる体制が構築されていればよい．

Q40 試験期間中の標本の管理

病理検査中や最終報告書作成中の場合，標本は各試験室（標本作製室，病理検査室等）のロッカー等に一時保管しているが，試験ごとに標本の検索ができるように，保管場所を記録した帳簿等を作成しなければならないか？　また，施設内で保管場所を移す場合の手順を，SOP に定める必要があるか？

A

標本の散逸，改ざん等を防止する方策を定め，適切な保管区域で保管されていれば，保管場所を記録した帳簿等を作成する必要はない．標本等の受け渡しについては，紛失や取違えがあった場合に適切に対処できるよう，標本の所在が明確に分かる方法で管理されていれば，必ずしも SOP に定められていなくても差し支えない．

Q41 試験関係資料の資料保存施設への移管

医薬品等 GLP 省令第７条第六号に「試験終了後に資料保存施設に適切に移管する」と記載されているが，「終了後」とは，「終了後直ちに」の意味か？

A

試験終了後，試験関係資料が数ヵ月にわたって資料保存施設に移管されない状況は適切ではない．SOP に従って速やかに資料保存施設に移管すべきである．

Q42 試験関係資料の保存

試験責任者の責務のうち「試験関係資料」の保存について，医薬品等 GLP 省令第７条第六号によれば，試験関係資料は試験終了後に資料保存施設に移管すればよいという解釈で問題ないか？

また，試験責任者が，移管した試験関係資料が保存されていることを資料保存施設に出向いて確認する必要はないと解釈してよいか？

A

試験関係資料は，試験中は試験責任者が適切に管理し，試験終了後に資料保存施設に移管することで差し支えない．

また，試験関係資料の移管後の保存についての確認は，資料保存施設管理責任者が適切に管理することにより，試験責任者が資料保存施設に出向いて実施する必要はない（医薬品等 GLP 省令第７条参照）．

6　信頼性保証部門（QAU）：Q43〜Q67

Q43　信頼性保証部門が調査すべき試験

信頼性保証部門の調査は GLP が適用される試験に限定され，これらの試験の予備試験等は調査対象ではないと理解してよいか？

A

信頼性保証部門の調査が義務づけられているのは，GLP が適用される試験であるが，それ以外の試験について調査の対象とするかどうかという点については，試験施設ごとの判断による．

Q44　信頼性保証部門担当者が行うことのできる職務

医薬品等 GLP 省令第 8 条第 1 項に「信頼性保証部門責任者は次に掲げる業務を自ら行い，または試験ごとの信頼性保証部門担当者を指名し，その者に行わせなければならない」とあるが，同項第一号から第十号に規定されている業務のうち，試験ごとに指名された信頼性保証部門担当者が代わって行うことができない業務はあるか？

A

医薬品等 GLP 省令第 8 条第 1 項第一号から第十号の規定は，信頼性保証部門の信頼性保証部門担当者が実施できる業務を示しているので，各号において信頼性保証部門担当者ができない業務というものはない．

しかし，最終的な責任は信頼性保証部門責任者にあることから，最終報告書に添付する信頼性保証陳述書は，信頼性保証部門責任者が作成し，署名を行う必要がある．なお，その場合，信頼性保証部門責任者は，信頼性保証部門担当者から調査報告を受け，当該調査内容を把握しておかなければならない．

Q45　信頼性保証部門担当者の業務の信頼性保証部門責任者による事前確認

試験ごとに指名された信頼性保証部門担当者は，医薬品等 GLP 省令第 8 条第 1 項第四号，第五号及び第七号にある業務を行った場合，信頼性保証部門責任者による事前確認を伴っていなくても差し支えないか？

A

事前確認は行わなくても差し支えないが，信頼性保証部門責任者は，信頼性保証部門担当者の実施した調査内容及び調査報告を把握しておく必要がある．

Q46 信頼性保証部門担当者の指名

信頼性保証部門が組織として専任であることが明らかな場合であっても，信頼性保証部門責任者は試験ごとの信頼性保証部門担当者を指名しなければならないか？ また，施設調査の場合はどのようにすればよいか？

A

責任範囲を明確にするため，信頼性保証部門責任者は，試験ごとに信頼性保証部門担当者を指名しなければならない（試験ごとに信頼性保証部門担当者を複数置く場合も，信頼性保証部門担当者をすべて指名すること）．また，施設調査についても同様であり，信頼性保証部門責任者が信頼性保証部門担当者を指名すること．

Q47 信頼性保証部門の試験ごとの信頼性保証部門担当者の指名

信頼性保証部門責任者は，書面で信頼性保証部門責任者自身を信頼性保証部門担当者として指名しなくても，試験の調査を実施して問題ないか？

A

医薬品等 GLP 省令第 8 条第 1 項では，「信頼性保証部門責任者は，次に掲げる業務を自ら行い，または試験ごとの信頼性保証部門担当者を指名し，その者に行わせなければならない」とあるので問題ない．

Q48 試験責任者が信頼性保証部門責任者となった場合の取扱い

がん原性試験等の長期の試験途中で，異動により試験責任者が信頼性保証部門責任者になった場合，当該試験の調査を行えないことは理解できるが，信頼性保証陳述書の作成はどのようにすればよいか？

A

本問の場合，信頼性保証部門責任者に指名された後は，当該試験の調査を行うことはできないが，信頼性保証部門担当者の調査結果に基づいて，信頼性保証陳述書を作成することは差し支えない．

Q49 主計画表の保存義務

医薬品等 GLP 省令第 8 条第 1 項第一号において，信頼性保証部門は主計画表の写しを保存することが規定されているが，信頼性保証部門が保存する主計画表の写しは，旧版，あるいは一つの版に記載されているすべての試験が終了した後も保存義務があるか？

A

信頼性保証部門が保存する主計画表，試験計画書，SOP の写しは，信頼性保証部門における適切な利用期間が経過した後であれば廃棄してよい．

Q50 信頼性保証部門が利用するコンピュータシステムのバリデーション

信頼性保証部門の調査資料の一部（調査スケジュール，調査実施記録等）は，市販のソフトウエアをカスタマイズして出力しており，当該システムに関する SOP も作成している．ただし，システム自体は試験データの処理に直接関係なく，出力した帳票はすべて照合しているため，GLP で求められるコンピュータシステムバリデーションは実施していない．

このようなシステムの場合，次の事項についてどのように考えるか？

① GLP で求められるコンピュータシステムバリデーションの実施の必要性．

② SOP を作成することの問題点．

A

① 試験データを扱うコンピュータと同じレベルで考える必要はなく，確認テストをしていればそれで差し支えない．

② 特に問題はない．

Q51 プロセス調査の手法の活用

試験の信頼性を保証するうえで，プロセス調査の手法をどのように取り入れればよいか？

例えば，施設調査の一環として行う場合や，別試験の調査結果を引用する場合，いずれについても当該試験の信頼性保証陳述書に記載することでよいか？

A

プロセス調査については，医薬品 GLP 省令施行通知に「試験実施過程の調査とは，試験実施過程の一部を，他の試験の調査結果により保証する調査方法をいう．当該調査においては，調査の項目，内容及び時間的な許容範囲等，調査に必要な事項を標準操作手順書に規定しておくこと．また，試験ごとの調査によらず，当該試験実施過程の調査が可能である旨の根拠を明確にしておくこと」と規定されている．試験実施過程の調査を実施した場合には，当該調査で保証する試験実施過程，調査実施日及び報告日を信頼性保証陳述書に記載すること.

Q52 農薬 GLP 等と共通の試験操作のプロセス調査

医薬品や農薬等，複数種の GLP 試験を実施し，試験の操作に関する SOP は各 GLP とも共通のものを用いている試験施設（それぞれ調査（査察）を受け，適合の評価は取得している）であって，いくつかの試験操作については，プロセス調査を採用している場合，医薬品 GLP の試験操作を，農薬 GLP で実施する試験操作の調査によって保証することに問題はないか？

A

共通の SOP に従って実施している試験操作であれば，医薬品 GLP の試験操作を農薬 GLP で実施している試験操作の調査によって保証することに問題はない.

Q53 被験物質を取り扱う操作の信頼性保証部門による調査方法

被験物質を取り扱う操作については，「重要段階」として試験ごとの調査が一律に必須か？

A

被験物質を取り扱う操作は，通常は被験物質ごとに異なるため，「重要段階」として試験ごとに調査するのが原則である. しかし，細胞毒性試験における投与（培地抽出液との交換）のように，被験物質を取り扱う段階でも，被験物質特有の操作がない場合は，試験ごとの調査ではなく，プロセス調査の適用が可能な場合もある. ただし，試験操作の調査をどの段階で括るかによって判断が異なるため，一律には規定できない.

Q54 試験計画書の草案の調査

試験計画書の草案を，信頼性保証部門が調査することを検討している. その理由は，試験開始後に医薬品等 GLP 省令や SOP に適合しない事項があった場合，対処が遅くなることが考えられるからである. あくまでも信頼性保証部門としては，試験計画書が医薬品等 GLP 省令及び SOP に従って作成されているかを調査することにとどめ，科学的な判断をしなければ草案を調査しても構わないか？

A

試験実施のための計画に信頼性保証部門が加わると，第三者の立場で調査ができなくなる可能性があるので，草案の調査は好ましくない.

Q55 試験計画書への信頼性保証部門の署名

信頼性保証部門が試験計画書に署名することは認められるか？

A

信頼性保証部門が署名した試験計画書を信頼性保証部門が調査することになるため，認められない．

Q56 試験計画書への信頼性保証部門の氏名の記載

医薬品等 GLP 省令と，FDA の GLP に従った GLP 試験を計画し，試験計画書を英文と和文（和訳）で作成した．英文版では信頼性保証部門責任者及び信頼性保証部門担当者の氏名を記載したので，整合性をとるために和文版でも信頼性保証部門責任者及び信頼性保証部門担当者の氏名を記載したが，このような対応で問題はないか？

A

英文を原本とした場合でも医薬品等 GLP 省令に従っていることが必要であり，英文と和文（和訳）とは整合していなければならない．なお，FDA の GLP においても，試験計画書への信頼性保証部門に関する記載は求められていないので，信頼性保証部門の氏名を記載する必要はない．

Q57 信頼性保証部門による生データの調査

信頼性保証部門の最終報告書の調査の際，生データの照合は，全数について行わなければならないか？　ランダムに抽出して行ってもよいか？

A

試験成績の信頼性を適切に確認しうる範囲で，無作為抽出（ランダムサンプリング）による調査を行うことを考慮してもよい．

Q58 信頼性保証部門の調査時のメモの保存

信頼性保証部門の調査時のメモは，資料保存施設に保存する必要はないと考えてよいか？

A

信頼性保証部門の調査記録の一部になる内容であれば，資料保存施設への保存が必要である．したがって，調査記録に該当しないようなメモの保存は不要である．また，保存が必要な部分のみを保存することで差し支えない.

Q59 QAU 調査報告書の提出方法①

信頼性保証部門調査報告書（QAU 調査報告書）の提出は，「信頼性保証部門→運営管理者→試験責任者→信頼性保証部門」の回覧形式では不適切か？　また，不適切である場合，QAU 調査報告書は運営管理者と試験責任者へそれぞれ提出すべきか？

A

直ちに報告されなければならない事項が，回覧形式によって遅れることがあれば問題であることから，運営管理者及び試験責任者への QAU 調査報告書は，それぞれに提出することが原則である.

Q60 QAU 調査報告書の提出方法②

信頼性保証部門が運営管理者及び試験責任者あてに提出する QAU 調査報告書は，原本ではなく，コピーでもよいか？　また，それぞれの保存についてはどのようにすればよいか？

A

調査結果の報告については，信頼性保証部門が運営管理者及び試験責任者に QAU 調査報告書を提出することが重要であり，必ずしも原本でなくても差し支えない．ただし，何を保存するかを含め，取扱い手順を明確にしておく必要がある.

Q61 試験場所から試験施設へ送付する QAU 調査報告書の電子化

複数場所試験において，試験場所から試験施設に対して行う QAU 調査報告を電子文書で行うことに問題はないか？　この場合，「電子文書で行う」とは，試験場所の信頼性保証部門が作成・署名した紙の原本をスキャン等により電子文書化した後，これを e-mail に添付し，試験施設の信頼性保証部門，試験責任者，運営管理者へ配信することを意味する.

A

特に問題はない．ただし，原本の取扱いについては電子化も含め，合意文書等で取り決めておく必要がある.

Q62 信頼性保証陳述書への分析試験の調査報告に関する記載

信頼性保証部門は，被験物質の分析の試験計画書及び安全性試験の試験計画書に基づいて各々調査報告し，信頼性保証陳述書を作成している．しかし，安全性試験開始前に行われた分析試験の調査報告は，安全性試験の信頼性保証陳述書には記載していない．このような運用で問題はないか？

A

問題ない．本問の場合，分析試験で信頼性保証陳述書を作成していることから，その調査報告を再度，安全性試験の信頼性保証陳述書に記載する必要はない．

Q63 信頼性保証陳述書への連名での署名

信頼性保証陳述書について，試験ごとの信頼性保証部門担当者及び信頼性保証部門責任者との連名で署名を行ってもよいと考えるがどうか？

A

連名で署名を行っても差し支えない．

Q64 信頼性保証陳述書の作成タイミング

信頼性保証陳述書は，最終報告書の一部であるので，最終報告書の作成日（試験責任者が署名した日）より前に作成してもよいか？

A

問題ない．信頼性保証陳述書の作成日と，試験責任者による最終報告書への署名の日付（最終報告書の作成日）との関係は，次の順序になる．

① 試験責任者は，署名前の最終報告書（訂正等が終了した最終版）を信頼性保証部門に提出する．

② 信頼性保証部門において，最終報告書を調査する．

③ 信頼性保証部門責任者は，信頼性保証陳述書を作成し，試験責任者に提出する．

④ 試験責任者は，信頼性保証陳述書を最終報告書に取り込むとともに，署名して，その日付を記入する．

Q65 信頼性保証陳述書の訂正

信頼性保証陳述書に万一，誤りがあった場合，訂正手続きはどのようにすればよいか？信頼性保証部門責任者からの文書による通知を受け，試験責任者が最終報告書の訂正書を作成することでも構わないか？

A

信頼性保証部門責任者が作成する信頼性保証陳述書は，信頼性保証部門責任者の責任において作成されるものであるから，信頼性保証部門責任者が当該信頼性保証陳述書の訂正書を作成し，次の手順に従うこと．

① 信頼性保証部門責任者は，信頼性保証陳述書訂正書を作成し，試験責任者に提出する．

② 試験責任者は，①を含めた最終報告書訂正書を作成する．

③ 信頼性保証部門は，最終報告書訂正書を調査して QAU 調査報告書を作成し，それに基づいて信頼性保証部門責任者は，信頼性保証陳述書を作成して試験責任者に提出する．

④ 試験責任者は，最終報告書訂正書に署名する．

Q66 調査記録の取扱いと保存期間

試験関係資料を一定期間（例えば，試験終了後5年）保存した後，委託者に返却する場合があるが，信頼性保証部門の調査記録についても委託者に返却するべきか？

A

受託試験における信頼性保証部門の調査記録は，受託試験施設の SOP または契約書等で取扱いを定めておけばよい．

Q67 資料の保存

信頼性保証部門の文書類は，どの程度の期間保存するのが適切か？

A

医薬品等 GLP 省令第8条第1項第一号の主計画表の写し，並びに同項第二号の SOP 及び試験計画書の写しについては，最低限，信頼性保証部門が実施する調査に必要な期間一時保管されていれば問題はないと考える．

試験調査，施設調査などの調査記録については，調査終了後一定期間は一時保管し，その後，資料保存施設に移管すること．移管までの期間及び移管後の保存期間については，各施設で SOP に定めておけばよい．

ただし，信頼性保証部門の業務内容や活動の記録等は，医薬品等 GLP 省令施行通知で規定する期間保存する必要がある.

7　試験施設：Q68〜Q71

Q68　専用の区域・部屋・設備の必要性

医薬品等 GLP 省令第 9 条にいう「分離」,「区域」, 第 12 条にいう「隔離」とは, 検疫, 飼育, 治療, 被験物質の保管等, それぞれの機能について専用の部屋, あるいは, 設備を必要とすることを意味するのか？

A

原則として, 動物飼育施設, 動物用品供給施設, 被験物質等の取扱区域等, 医薬品等 GLP 省令第 9 条で規定している施設の分類ごとに, それぞれの機能についての専用区域, 部屋, または設備を有する必要がある.

ただし, これらの分類された個々の施設内, 例えば, 動物飼育施設内において, 医薬品等 GLP 省令で求められている「いろいろな分離」とは, 被験物質ごとの分離であり, 隔離とは, 試験実施に影響を及ぼすような疾病からの隔離である. このため, 目的にかなった機能が十分果たしうるものであれば, 一定の計画の下にその施設を複数の目的のために兼用しても差し支えない.

なお, 兼用する場合には, 互いに他の試験に影響を及ぼさないよう, SOP 等で配慮されなければならない.

Q69　疾病動物の隔離施設

医薬品 GLP 省令施行通知の記の 1 (7) 第 9 条関係ウ②において,「その他必要な施設設備」として「疾病動物の隔離及び治療ができる設備」が挙げられているが, マウス及びラットに疾病動物（感染性）が発生した場合には, 安楽死させることを前提として, 必ずしも隔離室を設けなくてもよいか？

A

マウス・ラット等の小動物で感染動物を直ちに安楽死させるのであれば, 必ずしも専用の隔離室を設ける必要はないが, 安楽死させるまでの人, 実験器材及び動物の動線並びに空気の流れ等を考慮し, 感染症が発生した動物室を隔離する必要がある. なお, サルについては, 診断が確定するまでの間であっても, BSL2 に準じた物理的封じ込めが可能な施設に隔離する必要がある. 人畜共通感染症の観点から, このことは必須である.

診断が確定した後は, 感染症の因子により, そのまま隔離・治療を続けるか, 安楽死させるかについて各施設で判断することになるが, ただやみくもに安楽死させるのは動物福祉上好ましくない.

※厚生労働省ホームページ「感染症法に基づく獣医師が届出を行う感染症と動物について」参照.

Q70 飼料・床敷の保管場所

医薬品等 GLP 省令では，飼料及び床敷の保管場所として「試験系の飼育場所とは分離する」との記載がないが，分離する必要はないか？　また，飼育室の一部を保管場所として使用してもよいか？

A

試験施設について，医薬品等 GLP 省令第 9 条第 2 項に，飼育施設と動物用品供給施設とを有する旨の記載がなされており，両者それぞれの専用施設として分離し，機能することが必要である．したがって，動物用品供給施設に保管されなければならないような飼料及び床敷を飼育室の一部に置くことは認められない．

Q71 被験物質の調製物の動物飼育室内での保存

被験物質を混ぜた飼料を動物飼育室内の分離された区域，例えば，前室やドアつきの棚等に内容物を表示した防虫容器に入れて保管する場合は，医薬品等 GLP 省令第 9 条に適合するか？

A

原則として，飼育室内の保管は適切ではない．

8　機器：Q72～Q80

Q72 機器の対象範囲

医薬品等 GLP 省令第 10 条に従って管理を行う機器の種類は，必ずしも，すべての使用機器を含まないと考えてもよいか（例えば，顕微鏡等）？

A

単純な機器についても含まれるものとして解釈すること．ただし，それぞれの機器に応じて管理の方法を考えればよい．

Q73 PC の取扱い

測定機器接続以外の PC を GLP 機器とする判断基準は，どのように定めたらよいか？

A

社内 LAN 等によるメールや，ワープロ機能，表計算機能を利用して報告書等の作成に使用する場合には，GLP 機器として管理する必要はなく，社内の文書管理上の管理がなされていればよい．

Q74 コンピュータシステムに接続された測定機器に付随するコンピュータのバリデーション

安全性試験システム等のコンピュータシステムの中に組み込まれた HPLC 等の機器で，機器自身にコンピュータを内蔵したものについては，バリデーションはどの程度求められるか？

A

自動化された臨床検査機器と同様と考えてよい．すなわち，内蔵されたコンピュータのソフトウエアは，機器と一体のものであり，受入れ時にそれぞれの機器の正確性を確認した後，コンピュータへのデータ転送機能をバリデートしておけばよい．

Q75 機器の保守点検

定期点検とは，定期的に業者に依頼する保守点検を指すのか？　トレーサビリティが確保されていれば，施設側で行う点検でもよいのではないか？

A

問題ない．機器の保守点検については，データの信頼性を確保するために実施するものであり，業者による保守点検に限定されるものではない．

Q76 機器の保守管理の業者への委託

試験に使用する機器の保守，点検について，機器の納入業者と契約して管理を委託することは認められるか？

A

試験機器の保守や定期点検を，機器の納入業者等に委託することは差し支えない．この場合，委託業者の点検等に関する報告書をもって医薬品等 GLP 省令第 10 条第 3 項の記録に替えてもよいが，必ずその内容について機器の管理者等が確認し，その旨を記録すること．

Q77 機器の異常時の対応

機器に異常が生じた場合には，どのように対応するべきか？

A

機器に異常が生じた場合，関連する試験の試験責任者へ速やかに連絡の取れる手順を SOP に規定しておく必要がある．

すなわち，機器に異常が生じた場合には，発見者から各機器の管理責任者へ連絡が入り，機器の管理責任者は関係する試験責任者に知らせるとともに，対応について協議し，その結果を運営管理者に報告するといった流れが一般的であり，必要な対応であると考える．

このような場合，機器の管理責任者は機器の状況についての報告書を，試験責任者は試験に対する影響についての記録を残すこと．

Q78 代替機器をSOPに規定する場合の留意点

機器が故障した場合のことを考えて，代替機器の規定を設けておきたいときには，機器に関するSOP中に代替機器の設定について，どの程度具体的に記載すればよいか？

A

使用する機器の故障等に備え，代替機器を用意する場合には，機器に関するSOP中に代替機器の名称，型式等を記載する程度で差し支えない．なお，代替機器に関しては，その機器の使用方法，点検方法等を当該SOPに記載するか，別途SOPを作成する必要がある．

Q79 他施設からの機器の借用

TK*測定等で，分析のための機器をGLPに適合した他の試験施設または他社の研究所等から借用してよいか？　なお，双方において使用許可に関する文書は取り交わしている．

A

GLP機器として適切に保守管理され，当該機器のSOPに従って使用及び記録されるのであれば借用しても差し支えない．なお，このような場合，試験担当者に対して借用先の機器の教育・訓練が必要である．

*トキシコキネティクス（toxicokinetics）：毒性試験における全身的曝露の評価

Q80 日常点検における表示値の記録方法

プリンタに接続された天秤において，日常点検の結果は表示値を日常点検簿に手書きで記入しているが，このような状況は許容されるか？

A

天秤自体の点検記録として，機器からの数値をそのまま書き写すことをSOPに規定し，プリンタを含めた定期的な保守点検が適切に実施されているのであれば，許容できる．

ただし，本来はプリンタから直接印字した方がより適切な管理ができるため，手順の見直しを検討すること．

9　標準操作手順書（SOP）：Q81～Q94

Q81　SOP の作成

SOP の作成とは，起案者が作成し，運営管理者が承認することでよいか？

A

運営管理者の責任において作成すること．ただし，運営管理者以外の者が SOP の案を作成することは差し支えない．

Q82　SOP への署名

SOP の作成にあたり，それを使用する部門の長（複数人）が内容を確認した旨の署名をし，そのうえで運営管理者が作成責任者として発効を承認するための署名をしてもよいか？

A

運営管理者以外の者が，内容を確認した旨の署名をすることに問題はない．ただし，SOP は運営管理者が作成するものであり，作成者として運営管理者の署名が求められる．

Q83　運営管理者変更時の SOP への署名

運営管理者は，SOP 作成者として署名をすることになっているが，運営管理者が変更となった場合は，すべての SOP を改訂し，新しい運営管理者が署名をすべきか？

A

作成者（運営管理者）を変更する目的のみで SOP を改訂する必要はない．

Q84　SOP の複数言語化

グローバル化により，SOP を日本語（和文）と英語（英文）で作成することを検討している．この場合の注意点は何か？

A

① 原本を日本語とするか英語とするかを規定しておくこと．一方の言語は原本の翻訳版になる．
② 日本語，英語どちらを使用しても同じ作業，操作及び判定となること．
③ SOP 変更時には翻訳版についても必ず変更すること．

Q85 機器のSOPに規定すべき事項①

機器のSOPについて，保守点検及び修理を中心としたものを作成し，操作については，概略をフローチャート等で示し，「詳細は取扱説明書を参照する」との簡略記載としてもよいか？　あるいは，操作については全く記載しなくてもよいか？

A

機器の操作について，SOPに全く記載しないことは認められない．SOPの作成にあたっては，機器の取扱説明書を利用することは差し支えないが，試験操作等で不可欠な部分は，SOPの一部として組み入れることが必要となる．

Q86 機器のSOPに規定すべき事項②

医薬品等GLP省令第11条第1項第十号の病理組織学的検査について，鏡検のSOPとして，顕微鏡の使い方や写真撮影法等のような使用方法（マニュアル等）についても，SOPとして規定しなければならないか？

A

顕微鏡等の機器のSOPについては，保守点検や校正及び標準化の方法，故障時の対応等について記載されていればよいものと考える．顕微鏡等は診断が主体であり，使用方法については，不慣れな者に操作させる場合を除けば，SOPとして規定しなくても差し支えない．

Q87 検査データの採否及び再測定に関するSOPの規定

検査データの異常値の判断基準や，再測定の判断基準等を具体的に定めず「検査責任者の判断」としている．また，再測定データの採用方法についても担当者間での認識は統一しているが，SOP中には記載していない．検査データの異常値及び再測定の判断基準，再測定データの採用方法はSOPに定めるべきか？

A

データの恣意的な選択及び主観的な判断は避けなければならない．したがって，検査データの異常値及び再測定の判断基準，並びに再測定データの採用方法は，SOPに記載しておく必要がある．

Q88 SOPに規定すべきひん死状態の取扱い

ひん死状態であることの判断基準をSOPに記載する場合，どのような記載が適切であるか？

A

ひん死状態を示す体重，摂餌量，一般症状のいずれも，明確に規定するのは困難であると考えられるので，SOPには，「試験責任者の判断による．ただし，ひん死状態と判断した理由を生データ中に記載すること」と規定することで差し支えない．

Q89 QCシステムに関するSOPの規定

品質管理/品質保証システム（QC/QAシステム）の確立におけるQCシステムについて，医薬品等GLP省令第7条第1項第二号に関連して，試験責任者の責任下で行うQCチェックの実施手順をSOPに定めることは問題ないと考えてよいか？　また，試験関係資料（最終報告書，生データ等）のQCチェックを実施した場合の記録を保存する必要はあるか？

A

医薬品等GLP省令第7条第1項第二号及び第8条の規定と両立する形で行う場合は，QC業務に従事する者を置いても差し支えない．その場合，試験責任者の責任下で行うQCチェックの実施手順をSOPに定めることも問題ないと考える．なお，QCチェックを実施した記録については，必ずしもすべての保存を求めるものではないが，後の疑義等に対する検証を考慮した上で，各施設において適切な判断を行うこと．

Q90 SOPの電子化

運営管理者は，SOP原本（電磁的記録・電子署名）を，電子的に作成・配付・改訂・保存してもよいか？

A

問題ない．ただし，ER/ES指針*を十分に考慮したシステムを構築するべきである．

*「医薬品等の承認又は許可等に係る申請等における電磁的記録及び電子署名の利用について」（平成17年4月1日薬食発第0401022号）

Q91 ディスプレイ等を用いたSOPの参照①

次の事項を，SOPの一部として用いることはできるか？

① ディスプレイ等を用いて操作手順，方法等を試験区域に表示すること．

② ビデオ，あるいは，コンピュータ表示（CRT）を用いて作業手技，あるいは，手順を具体的に表示すること．

A

ディスプレイ，ビデオ等を用いて，試験の操作手順を試験施設内に表示することは，試験に従事する者にとって分かりやすくて便利であるといえる．また，SOPについては，GLPに従っていればこれらの方法を使用してもよい．

Q92 ディスプレイ等を用いたSOPの参照②

SOPの原本は書面として保存し，原本をスキャンしたものを電子版SOPとして，各試験区域の操作端末のモニター画面で参照している．この場合，各操作区域にSOPのコピー（書面）を配置する必要はあるか？

また，電子版SOPを，今後，デスクワークに使用しているPC（GLP非登録機器）でも閲覧できるようにしたいと考えているが，問題はないか？

A

SOPをモニター画面等に表示させて利用する場合は，端末機器において作成原本と相違なく表示される（承認や変更の経緯を含む）ことが確認されていれば，必ずしも各操作区域にSOPのコピーを配置する必要はない．ただし，端末機器は作業量を考慮して十分配置すること．なお，原本が操作端末からは修正できないこと，最新のSOPが表示されていることを確認する必要がある．

また，GLP非登録の端末機器からSOPの閲覧だけをする場合は，編集や消去ができないことが確認されていれば問題ない．

Q93 被験物質の分析部門への機器SOPの設置

特性，あるいは，安定性試験を行う部門においても，機器のSOPを設置しなければならないか？

A

測定結果の正確性を確保するため，これらの部門においても機器のSOPの設置は必要である．

Q94 SOPに従わなかった場合の取扱い

試験計画書で検査の目的等の正当な理由により，SOPに定められている方法を選択しなかった場合（例：生化学的検査の測定をSOPに定められている血清ではなく血漿を用いて行った），医薬品等GLP省令第11条第5項の規定により「標準操作手順書に従わなかったことを生データに記録」しなければならないか？

A

試験計画書にその旨（SOPで定められた血清ではなく血漿を使用する）が記載されているのであれば，特段改めて生データに記録する必要はない．

10　飼育管理：Q95～Q103

Q95 動物の検疫

医薬品等 GLP 省令第 12 条第 1 項について，

① 他動物への汚染を防止することができる飼育施設（検疫室）は検疫専用とせず，一般動物室（ただし，他の動物を収容していない）に収容して検疫した後，問題がなければ引き続き試験を行うシステムでよいか？

② SPF*小動物についても検疫を行う必要があるか？

A

① そのようなシステムでも差し支えない．

② 原則として，SPF 小動物も検疫は必要である．ただし，検疫の方法等は，すべての動物に画一的なものである必要はなく，それぞれにふさわしい適切な方法で行えばよいものと考える．

*特定された微生物や寄生虫が存在しない（Specific Pathogen Free）こと．

Q96 SPF 動物の飼育

SPF 動物の飼育にバリア動物室は必須か？

A

動物の飼育は，動物の種，系統（品種），微生物学的モニタリングの状況，あるいは使用目的等に鑑みて適切な飼育管理の方法がとられていればよく，GLP 上は一律にバリア飼育室を求めていない．

Q97 飼料・飲水の分析

試験責任者及び運営管理者が「支障を来す可能性のある混入物」は特にないと判断したとき，医薬品等 GLP 省令第 15 条第 1 項第七号において「飼料，水に汚染物なし」と記載し，医薬品 GLP 省令施行通知の記の 1（10）第 12 条関係エ③にいう「飼料及び水」の分析を実施しなくてもよいか？

A

「支障を来す可能性のある混入物」の有無にかかわらず，医薬品 GLP 省令施行通知による飼料及び水の分析は定期的に実施しなければならない．また，この結果に基づき汚染物がないと判断されれば，試験計画書には医薬品 GLP 省令施行通知の記の 1（12）第 15 条関係イ③にいう飼料の名称またはコード番号のみを記載すればよい．

Q98 水道水の分析

保証された飲料水である水道水について，なぜ分析することが必要なのか？

A

試験施設における貯水状況，水質管理の状況及び自動給水のための配水管，バルブ，タンク等の構造設備等によっては，試験に支障を来すような水質になりうる可能性があるので，必要な分析の実施を規定している．

なお，採水場所は末端部（動物に給水する直前の配管）とすること．

Q99 床敷選定の留意点

医薬品 GLP 省令施行通知の記の 1（10）第 12 条関係エ②の「試験の目的又は実施に支障を来す」床敷とは，具体的にどのような例が考えられるか？

A

例えば，木材を原料としている床敷の場合，ヤニ，タール様物質等を多く含んでいるものは好ましくないといわれている．また，新聞紙のような印刷インクを使用しているもの，農薬残留のおそれのあるワラ等も好ましくない．

Q100 床敷の分析記録

床敷の分析記録についても，全ロットについて入手する必要があるか？

A

絶食時に床敷を食べてしまう可能性もあるため，飼料と同様に許容レベルを設定し，製造ロットごとに分析を行うか，サプライヤーが実施した試験の記録により確認し，その記録を保存する必要がある．

Q101 無菌性の確保

バリア内への搬入物を滅菌する場合，無菌性に関する確認はインジケーターテープのようなものでも構わないか？

A

滅菌の保証を行う化学的インジケーターにはいくつかの品質があり，通常使用されているインジケーターテープは，121℃の温度に3〜5分程度さらされると黒変するので，滅菌の保証にはなり得ないが，滅菌した物と滅菌していない物の区別に使用することは可能である．したがって，滅菌されたことを保証するには，cold spotを含めた複数箇所を生物学的インジケーター，あるいは，クラス5の化学的インジケーターを用いてモニターし，無菌性を確認できれば，その条件での滅菌は，通常使用されているインジケーターテープを用いることで無菌性の確認ができるものと思われる．

Q102 滅菌物の有効期限

バリア内での滅菌物の有効期限を決める場合，どのような線引きをすればよいか？

A

それぞれの施設においてハード・ソフトは異なり，一概に一定の線引きはできない．各施設で付着菌等の測定等を行って保管期間を決めればよい．

Q103 GLP施設の非GLP職員による使用

GLP区域である動物飼育区域の一部の飼育室を，非GLP職員がGLP非適用試験で使用する場合，当該飼育室以外の動物飼育区域をGLP区域としてGLP適用試験を実施してもよいか？

A

GLP区域である試験施設を，非GLP職員がGLP非適用試験で使用することは可能である．ただし，動物飼育施設全体をGLP区域として管理し，非GLP職員にはSOPをはじめとする必要な教育を実施するなど，GLP適用試験に影響を及ぼすことがないよう注意する必要がある．なお，非GLP職員は自社の職員に限定するものではなく，関連他社などの社員を含めてもよい．

11　被験物質/対照物質：Q104～Q163

Q104　被験物質の特性試験の実施時期

被験物質の特性の測定に関して，新医薬品の研究開発のごく初期に行われる安全性試験では，標準品が得られない場合がある．このような場合，試験責任者が最終報告書を作成後，特性を測定できるようになった段階で当該試験に使用した保存ロットの特性を測定して，最終報告書を訂正し，特性データを記載して安全性試験が成立しうることを評価するという手順でよいか？

A

本問に関して，「医薬品・医療機器改正 GLP 解説」上巻 p.98（解説の5）では，「特性の測定を原則として試験の開始前に行うとしている」とあり，また，「特性に関するデータが全くなくては試験を実施することはできないので，被験物質を投与するのに必要な程度のデータは，当然得ておく必要がある」とある．また，医薬品 GLP 省令施行通知の記の 1（14）第 17 条関係エ②では，最終報告書に被験物質の「名称，略称，又はコード番号及びロット番号並びに同一性，含量又は力価，純度，組成等これらの物質を規定する特性並びに投与条件下における安定性及び均一性」を記載することとされている．このように，被験物質の特性が判明しなければ最終報告書は完成しないはずであり，最終報告書の訂正で対応することはできない．

Q105　被験物質の分析を委託する場合の留意点

被験物質の特性・安定性試験を第三者に委託する場合，試験成績書だけを入手すればよいか？　また，その生データ等を分析機関で保存することも求めなければならないか？

A

GLP 下で測定した場合，安全性試験を適切に実施するに足る被験物質の試験データ及び GLP 下で測定が実施されたことの根拠となる資料を入手するとともに，当該施設が GLP に適合していることも確認する必要がある．

生データについては，当該試験も GLP 試験の一部を構成するものであり，その生データが委託者側に移管されないのであれば，受託者側で GLP の規定に従って適正に保存されなければならない．

Q106 被験物質の委託者による分析

試験を外部機関に委託する場合，被験物質等の特性試験を委託者が行うことは認められるか？

A

認められる．

Q107 被験物質の分析が GLP で実施されていない場合の取扱い

委託者において実施された被験物質の分析状況を問い合わせたところ，非 GLP であった場合，どのように対応すればよいか（最終報告書への記載方法も含めて示されたい）？

A

被験物質の分析が非 GLP で実施されていた場合，最終報告書にその旨及び信頼性への影響を記載する必要がある．

Q108 被験物質の GMP 下での特性分析

GMP*[1] で品質保証され，GCP*[2] に基づく臨床試験で人に投与される被験物質（あるいは原薬）であれば，GLP 試験で試験系に投与する被験物質として使用できるか？

A

GMP で品質保証されている被験物質は，GLP 適用試験に使用できる．なお，GLP 適用試験において，医薬品等 GLP 省令第 13 条で被験物質の特性及び安定性測定について定められていることから，GMP 下でこれらの測定を実施したのであれば，その旨を最終報告書に記載する必要がある．

*[1]Good Manufacturing Practice：医薬品及び医薬部外品の製造管理及び品質管理の基準に関する省令
*[2]Good Clinical Practice：医薬品（医療機器，再生医療等製品）の臨床試験の実施の基準に関する省令

Q109 被験物質の特性分析に関わる分析法バリデーション

非 GLP で実施された被験物質の特性分析に関わる分析法バリデーションの試験関係資料の保存は，GLP 下で行わなければならないか？

A

分析法バリデーションに関する生データ等の記録は，試験関係資料として GLP 下で適切に

保存されなければならない.

Q110 市販薬の原薬を被験物質とする場合の特性分析

市販薬の原薬を被験物質として用いる場合，特性分析として原薬メーカーが出荷時に作成する品質試験成績書，または原薬を使用する医薬品製造工場が受入れ時に実施・作成する品質試験成績書を入手することでよいか？

A

安定性等の信頼性が担保されている国内既承認品の原薬を被験物質として用いる場合，特性分析は，原薬を出荷する際に作成する品質試験成績書，原薬を受け入れる際に作成する品質試験成績書またはそれに準ずるものを入手することで代替できる．なお，最終報告書にはGMP等にて分析した結果であることを明記するとともに，それらの成績書を添付することが必要となる．

Q111 市販品を対照物質として使用する場合の留意点①

対照物質として市販薬を使用する場合，添付文書を特性に関する記録としてもよいか？

A

市販薬の特性として，添付文書を一つの情報源として利用することは差し支えない．しかし，ロット番号や有効期限等は添付文書に記載されていないため，添付文書だけでは特性に関する記録としての条件が満たされていないことに注意する必要がある．

なお，ロット番号及び有効期限（使用期限）は，外箱（包装箱）あるいはアンプル等に記載されているので，それらを記録しておくこと．

Q112 市販品を対照物質として使用する場合の留意点②

医薬品 GLP 省令施行通知の記の 1（11）第 13 条関係ア④において，「対照物質として市販の製品を用いる場合は，その物質を規定する特性についての表示を記録する」とあるが，表示の内容は，少なくともどのような要件を備えていることが必要とされるか？

A

力価，純度，組成等，その物質の特性を示す表示を備えていることが必要となる．

Q113 被験物質分析を行う試験施設の取扱い

被験物質及び対照物質の特性試験について，安全性試験施設以外の分析部門で行った場合，その分析部門はGLPの適用を受けるか？

A

分析試験が，GLP適用試験の一部として実施される場合は，当然GLP対象となる．したがって，当該試験においても，安全性試験のために行った分析データに係る設備，機器，方法(SOP)，職員及び生データの保存がGLP適用の対象となる．

Q114 安定性試験のロット

被験物質の安定性は，同等の品質・規格に適合するロットであれば，GLP試験に使用する当該ロットでない別ロットのデータでも評価に使用できるか？

A

医薬品GLP省令施行通知の記の1 (11) 第13条関係ア⑤に示してあるように，被験物質の安定性は，原則として試験の開始前に測定すること．それができない場合にあってはSOPを定め，それに従って，ロットごとに定期的に測定することが求められる．

被験物質の安定性は，試験に供したロットについて確認されていることが望ましいが，他のロットでも差し支えない．ただし，その場合は，最終報告書にその妥当性を記載する必要がある．

Q115 被験物質の同等性保証に必要な測定項目

被験物質の安定性を試験開始前に測定してある場合，GLP試験に使用するロットと事前に安定性を確認したロットとの同等性の保証は，外観，IRスペクトル，またはpH，浸透圧を測定することでよいか？

A

被験物質のロット間の同等性を保証できる項目は，被験物質により異なるので一概に言えない．

Q116 被験物質の安定性

被験物質の長期安定性試験実施中の場合，この試験において定期的に分析して得られたデータにより作成された分析証明書（CoA）を，安全性試験で用いる被験物質の安定性データとしてもよいか？

A

その方法で問題ない．CoA が入手できない場合は他の根拠データを利用してもよい．いずれの場合も当該データの信頼性について，安全性試験の試験責任者に説明責任が生じることに留意が必要である．

Q117 被験物質の安定性試験の取扱い

安全性試験に用いる被験物質の安定性について，委託者が同一ロットで継続的に実施している安定性試験の成績で確認するように依頼されることがある．「特定の安全性試験ではなく，複数の安全性試験に使用するために独立して行われた被験物質の安定性試験は，複数場所試験に該当しない」と理解してよいか？

A

安全性試験と別に独立して実施される被験物質の安定性試験は，複数場所試験には該当しない．

Q118 構成剤の特性・安定性

構成剤 A と構成剤 B を混合して使用するような製剤の場合，これらの物質を規定する特性や安定性（被験物質及び対照物質の同一性，含量または力価，純度，組成等）に関しては，混合前の各構成剤について確認すればよいか？

A

混合前の各構成剤の特性及び安定性に関する情報入手は必須であるが，混合によって各構成剤の組成に変化が起きないことなどが確認されていれば，混合後の被験物質の特性及び安定性については，必ずしも入手する必要はない．

Q119 被験物質の安定性根拠資料

市販の既承認医療機器を被験物質とする場合，当該製品の特性や安定性の根拠となる諸情報を，特性・安定性測定に代えることは可能か？

A

本問に限らず，被験物質の特性や安定性は，信頼のおける根拠資料（情報）によって裏付けられる．したがって，信頼性のある諸情報（根拠資料）を，特性や安定性測定に代えることは差し支えない．

「信頼性の担保された資料か否か」の判断の責任は試験責任者にあり，そのため，試験責任者は被験物質に関する根拠資料，確認事項及びその記録を保存しておく必要がある．なお，PMDA の調査にあたっては，試験責任者はそれらの保存資料の提示とともに，被験物質の特性や安定性について説明することが求められる．

Q120 GLP と GMP との業務の共通化

GLP 試験用被験物質の特性・安定性試験を，治験薬 GMP に係る品質試験と同一組織で実施していることから，例えば，SOP，機器管理，教育記録，資料保存，試験計画書等を両業務共通のものに統一したい．そのため，作成者や承認者を併記することで問題はないか？ 具体的には，医薬品等 GLP 省令にはない治験薬品質管理者等の署名を併記する．

A

GLP に従っているのであれば，SOP，機器等を治験薬 GMP と共通運用しても差し支えない．

Q121 GMP 施設内で GLP 試験（被験物質の調製のみ）を実施する際の注意点

大規模なケミカルバイオハザード施設を利用する等，GLP 試験操作の一部を GMP 施設内で実施する場合，SOP の取扱い等についてはどのようにすればよいか？

A

一時的に GMP 施設を利用して GLP 試験の一部を実施するのであれば，その旨を試験計画書に記載し，GMP の SOP に従って操作を行っても差し支えない．この場合，最終報告書には，GMP 施設で GLP 試験を実施した旨を記載すること．

一方，常時 GMP 施設を利用しなければ GLP 試験を実施できない場合には，機器の管理や記録類は両業務共用とし，GMP と GLP とで同じ SOP を用いること．

Q122 被験物質の受領に関する留意点

受託試験施設が被験物質を受領する時期は，試験計画書作成後でなければならないか？

A

受託試験施設が試験計画書作成前に，試験委託者から被験物質を受領することは差し支えない．ただし，試験責任者への被験物質の配付は，試験計画書承認後でなければならない．

Q123 4週間以上にわたる試験に用いる被験物質の保存

被験物質の保存について，対象は「4週間以上にわたる試験に用いる被験物質」とされているが，次のケースでは保存は不要と考えてもよいか？

① テレメトリー試験を用量漸増で3用量，休薬期間を2週間として実施すると，動物の初回投与から最終観察までの期間は4週間を超えるが，用量ごとの評価期間は24時間程度であり，4週間に満たないため，不要と考えてよいか？

② 2週間反復投与毒性試験で雄と雌の試験期間をずらして実施する場合，被験物質を使用している期間は4週間を超えることもある．ただし，それぞれの評価期間は4週間に満たないため，不要と考えてよいか？

③ 胚・胎児発生毒性試験において，妊娠動物の投与期間は2週間以内である．しかし，交配期間（例えば3週間）を加えた場合，被験物質を使用している期間は4週間を超えるが，各動物の評価期間は2週間であり，4週間に満たないため，不要と考えてよいか？

A

「4週間以上にわたる試験」とは，1つの試験計画書の下での被験物質の投与（処置）開始から動物（試験系）の観察期間終了までと解釈される．そのため，①～③のケースは，いずれも保存が必要である．ただし，②のケースにおいては，雌雄が別試験として実施された場合であれば，保存しなくても問題ない．

Q124 4週間以上にわたる試験に用いる被験物質の保存期間

医薬品 GLP 省令施行通知の記の 1 (11) 第 13 条関係ア⑦において,「ただし,被験物質及び対照物質のうち,品質が著しく変化するものにあっては,その品質が評価に耐えうる期間保存すれば足りること」とあるが,ここで言う「品質が評価に耐えうる期間」とは,何の評価のことか? 安定性の期限をもって「品質が評価に耐えない」とすることが通常であると考えると,廃棄することも可能か?

A

GLP 試験で用いた被験物質等は,後日その評価に疑義が生じた場合,保存サンプルを用いて,その品質を再確認することになる.しかし,医薬品 GLP 省令施行通知では,著しく変化をきたすために長期間の保存に耐えず,この目的に供することができないものにあっては,その「品質が評価に耐えうる」期間のみ保存すればよいこととしたものである.

なお,被験物質等の安定性の期限は,必ずしも著しい変化をきたす期間から設定するものではなく,安定性が確認されている期間内で設定されるものである.したがって,安定性の期限を過ぎたものを,すべて品質評価に耐えないとする考え方は適切ではない.

Q125 最終報告書への被験物質保存場所の記載

複数の試験で同一ロットの被験物質を使用した場合,試験ごとに小分けして保存する必要はないと考えるが問題はないか? また,同一ロットの被験物質を複数の試験で使用するが,当該試験ではサンプルを保存しない場合でも,最終報告書に保存場所の記載が必要か?

A

4 週間以上の試験に用いる被験物質の保存サンプルは,複数の試験で用いられたものを試験ごとに小分けせず,ロットごとの保存でよいが,再分析時の混同等の防止のため,当該試験ではサンプルを保存しない場合においても,最終報告書には保存場所を明らかにしておくことが必要である.また,ロットごとに保存する場合も,どの試験に使用したかが検索できるよう保存しておくこと.

なお,被験物質を保存する必要のない 4 週間未満の試験については,最終報告書に記載する必要はない.

Q126 被験物質の出納記録

必要量の被験物質を，試験単位で一括して試験責任者に配付している．被験物質調製記録等の生データには，被験物質の使用日，使用量を記録するが，これとは別に，受領した被験物質の出納記録として，使用のたびに日付，使用量，残存量に関する記録の作成が必要か？

A

被験物質使用のつど，生データに当該使用について記録するだけでは，在庫管理として十分とはいえないので，入手から廃棄または返却に至る出納記録の作成は必要である．

Q127 1試験・1被験物質の原則

「医薬品・医療機器改正 GLP 解説」上巻 p.26（解説の[7]）に，「試験は原則として同一種の試験系による，同一被験物質，同一投与経路の同一種類の試験を1試験とする」とあり，活性本体は同一であるが，塩や水和物等が異なる物質や，不純物や分解物の含有量が異なる物質等について，その毒性を比較する目的で，同一試験とすることは認められるか？

A

試験は原則として，同一種の試験系による同一被験物質，同一投与経路の試験を1試験としている．しかし，毒性評価の観点から，複数の被験物質を一つの試験計画書の下で行った方がよいと考えられる場合には，必ずしもこの原則を一律に求めるものではない．

例えば，配合剤等の毒性評価にあたり，二つの被験物質を併用してその影響を調べる試験では，1試験として実施する場合等も考えられる．

ただし，手続き簡略の観点から，この方法を行うことは認められない．

Q128 混合物の安定性・均一性・濃度の確認

被験物質または対照物質を媒体と混合して使用する場合の安定性・均一性・濃度の確認は，調製ロットごとに行うべきか？

A

安定性及び均一性については，試験前に一度確認されていれば，調製方法及び保存方法等が同じである限り，試験ごとあるいは試験期間を通じて調製される調製ロットごとに確認する必要はない．

濃度については，安定性及び均一性の確認時と同じ方法で調製された場合，一度測定していれば，調製ロットごとに測定する必要はないが，長期試験の場合は定期的な測定が必要である．

また，調製に用いる被験物質のロットが，すでに混合物の安定性及び均一性を確認した被験物質のロットと異なる場合であっても，混合物の安定性及び均一性を確認した被験物質のロットと同等の特性を有するのであれば，新たに用いるロットで混合物の安定性を確認する必要はない．

Q129 開発初期の混合物の安定性・均一性・濃度分析の実施

開発のごく初期では標準品が得られない場合があることから，被験物質の特性と同様に，被験物質との混合物の安定性，均一性及び濃度分析についても投与終了後に実施してよいか？　ただし，この場合は保存しておいた混合物ではなく，試験に使用したロットを用いて同様に調製した混合物について分析を行うものとする．

A

開発のごく初期で標準品が得られない場合は，試験に使用した被験物質の一部を標準品とすることができる．濃度分析については，適切な濃度に調製したことを確認することから，試験に使用したものを分析する必要がある．

なお，安定性及び均一性の分析を後日実施することに関し，試験責任者は，その結果に問題があった場合を考慮しておく必要がある．最悪の場合，試験終了後に安定性等がないことが判明し，試験結果に疑義を生じる事態または安全性試験の再試験も想定される．

Q130 混合物の安定性・均一性・濃度分析データの必要性

開発のごく初期に行われる試験の場合，調製液の安定性，均一性，濃度分析等の分析データは必要か？　代替方法，または他のデータで信頼性を保証できればそれでよいか？

例えば，次のような方法により信頼性は保証できると考える．

① 安定性：調製後 2 時間以内に投与し，調製直後と投与 2 時間後の目視観察を行い，変化の有無を生データに記録する．

② 均一性：投与直前の十分な攪拌．

③ 濃度確認：調製記録（秤量，調製，希釈等）をすべて生データとして記録する．

A

試験の実施時期に関わらず，分析データは必要である．本問の場合，目視確認の妥当性をどのように評価するのか，また，調製記録に従って間違いなく操作が行われたかどうか，実測値を基に確認することも GLP であることを考えると，十分な科学的根拠があるとはいえない．

Q131 In vitro 遺伝毒性試験における媒体中の安定性，均一性及び濃度確認

In vitro 遺伝毒性試験では，媒体（溶媒）中における安定性，均一性及び濃度確認は必要ないと考えてよいか？

A

被験物質調製液等の分析データは必要である．しかし，in vitro 遺伝毒性試験は，その結果が定性的（または半定量的）であることから，陽性結果が得られた場合，あるいは十分な生育阻害や析出が観察された場合は，媒体（溶媒）中における被験物質等の安定性，均一性及び濃度確認は必須ではない．一方，最高用量において生育阻害や細胞毒性が観察されず，かつ，陰性の結果が得られた場合には，調製法や溶媒の選択等の何らかの不備により実際の濃度が低くなり，陰性となっている可能性が否定できないため，媒体中の濃度を分析により確認する必要がある．なお，被験物質が不溶性であり，混合物が懸濁液である場合についても，分析による確認は必須ではない．

Q132 混合物の安定性試験の他施設での共用

ある濃度範囲における投与検体の安定性が確認できた場合，そのデータを他施設でのGLP 試験でも用いることができるか？

A

投与検体の濃度測定については，試験ごとに測定する必要があるが，安定性については調製方法・保存状態等が同じであれば，試験ごとに測定する必要はなく，他施設での共用は可能である．なお，この場合，安定性の測定が GLP 下で実施されていることが必須となる．

Q133 用時調製の混合物の安定性

投薬直前に用時調製する被験物質の場合，媒体との混合物の安定性試験を行う必要はないと解してよいか？

A

投与直前に調製する場合であっても，その時間内の安定性を保証するために安定性試験を行う必要がある．

Q134 生物学的活性測定に用いる投与液の安定性

GLP 下で実施される被験物質の特性試験において，測定項目として in vivo での生物学的活性測定を実施する場合，これらに用いられる希釈した被験物質の安定性については，確認する必要はないと考えるが問題ないか？　また，希釈した被験物質の安定性を確認する必要があるとすれば，それは GLP 下で実施しなければならないか？

A

In vivo での生物学的活性測定における希釈した被験物質の安定性確認は，本測定の分析法バリデーションの一部と考えられることから，必ずしも GLP 下で実施する必要はないが，原則として，本測定前に確認しておく必要がある．

Q135 投与液の安定性試験の実施時期

投与液（被験物質と媒体との混合物）の安定性について，試験のスケジュールの都合等により，試験開始前までに安定性の成績が取得できない場合，動物に投与する前までに安定性を確認することでも問題ないか？

A

被験物質と媒体との混合物の安定性の確認については，試験開始前に行うことが原則であるが，それが困難であることについて正当な理由がある場合には，投与開始までに実施することで差し支えない．

Q136 被験物質調製液の濃度分析

被験物質調製液の濃度分析を事前に行った場合，調製方法が同じであれば，その後の投与液については，その分析結果で確認されているものとの認識であるが，試験が長期の場合も，試験開始前に分析した結果をもって，調製方法が同じであれば期間にかかわらず，すべての投与液について濃度が確認されていると考えてよいか？

A

被験物質調製液の濃度分析は，調製液が試験計画書どおりに調製されていることを保証するために行うものであり，試験が長期の場合も濃度分析の時期や頻度を適切に定め，それに従って定期的に実施する必要がある．

Q137 被験物質の調製を外部委託する場合の留意点

委託者より供給された投与用被験物質の粒子が粗く，そのまま試験に使用できる状態ではなかったので委託者に相談したところ，粉砕して試験に使用するよう指示を受けた．しかし，自施設では粉砕に用いるミルを保有していないため，他の受託施設に粉砕を委託した．このように自施設での試験使用前に，他の受託施設において被験物質の粉砕を行う場合，当該操作はGLP適用下で行う必要があるか？　また，どのような点に留意すればよいか？

A

粉砕に限らず，分注や混合などを試験における投与液調製の一部として実施する場合は，自施設・他施設に関わらずGLP適用下で行う必要がある．一方，当該操作が被験物質の製造の一部にあたる場合は，GLP適用下で行う必要はない．ただし，特性及び安定性については，GLPで確認することが原則である．特性及び安定性測定をGLPで実施することが困難である場合は，適用された品質システム，責任の所在，試験への影響等について最終報告書に記載する必要がある．

なお，本問のように再度粉砕が必要となるような場合には，他の試験に使用された被験物質の粒度と同等であるか否か等を確認しておく必要がある．

Q138 調製物の共用

被験物質の供給量が少ないため，一方の試験で作成した調製物を他方の試験で使用することは，試験計画書及び試験関係資料（例：秤量記録，調製記録，調製物使用記録）にその旨を記載して紐付けを行い，試験責任者による確認が行われていれば可能であると考えるがどうか？

A

調製液を一括調製し，安定性が保証されている期間内に各々の試験に使用することは差し支えない．ただし，各々の試験の最終報告書には，投与液を複数の試験用に一括調製した旨を明記する必要がある．

Q139 医療機器：被験物質の定義①

医療機器の被験物質には，抽出物や埋植試験用に加工された成形物を含むとされているが，委託者より受領した医療機器から作製した抽出物や，埋植試験用に成形加工した成形物も被験物質としてよいか？

A

通常の場合，医療機器またはその原材料が医療機器の安全性試験における被験物質である．したがって，委託試験において医療機器を受領した場合は，これを被験物質とすべきであり，受領した医療機器から作製した抽出物や，成形物を被験物質とすることは適切ではない．

Q140 医療機器：被験物質の定義②

委託者から受領した医療機器は被験物質であると理解しているが，当該医療機器の一部のみを評価するよう委託者から求められた場合，医療機器全体を被験物質とする方がよいのか？　それとも実際に試験に用いる部分のみを被験物質とする方がよいのか？

A

どちらでもよい．ただし，委託者から受領した医療機器の一部を被験物質とする場合には，当該部分の名称を明らかにしたうえで，元の医療機器に関する情報（名称，ロット番号，保存条件等の特性・安定性に係る事項）を試験計画書に明記すること．

Q141 医療機器：複数の試験における対照群の共有

医療機器の安全性試験では，一つの医療機器を構成する複数の部材について，個別の被験物質として複数の試験計画を立て，同時に試験を行うことがある．この場合，対照群を複数の試験で共用し，同一飼育室で同時期に試験を実施することで，動物福祉の観点から使用動物数を大幅に削減することが可能であると考えるが問題ないか？

なお，対照群の動物と複数の試験で被験物質を投与する動物群は，同一飼育室内においてラックの配置等を空間的に区別し，個体識別番号を重複させない等の適切な処置を講じることで動物の取違えを防ぐものとする．

A

同一飼育室内で動物群を空間的に区別して，飼育可能な範囲において同時期に複数の試験を実施し，対照群を共用することは差し支えない．

Q142 医療機器：複数の溶媒抽出物を用いた試験

皮内反応試験や急性全身毒性試験を行うにあたり，「医療機器の生物学的安全性試験法ガイダンス」（令和2年1月6日薬生機審発0106第1号）では1被験物質から得られた2種類の溶媒抽出物を同時に評価することを求めている．このような場合，1試験計画書であっても，複数の溶媒抽出物を使用することは差し支えないと判断してもよいか？

A

「医療機器の生物学的安全性試験法ガイダンス」において，具体的な試験方法が規定されている皮内反応試験や急性全身毒性試験では，1被験物質から得られた2種類の溶媒抽出物を同時に評価することは差し支えない．

Q143 医療機器：抽出率の確認試験の取扱い

安全性試験に用いるための抽出物の作製及び得られた抽出物についての抽出率の測定がGLP対象となることは理解できるが，抽出物作製に先立ち，用いる溶媒を選択するため，4種または2種の溶媒を用いて抽出率の確認試験が行われる場合，これは予備試験的なものであるため（医薬品等GLP省令において，用量設定のための予備試験はGLP対象にはならないとされている），GLP適用としなくてもよいか？

A

抽出溶媒選択のための確認試験は，通常，予備試験として実施されることから，GLP適用としなくても差し支えない．

Q144 医療機器：製品の一部分である対照物質の名称

市販の既承認品で製品の一部（人工肺のフィルター部分等）を対照物質として使用する場合，試験計画書，最終報告書及びラベル等には製品名のみでなく，当該部分の名称も記載する必要があるか？

A

既承認品であっても製品の一部分を対照物質とする場合には，当該部分を表す適切な名称を対照物質名として試験計画書に規定し，最終報告書に記載する必要がある．また，対照物質に関連する情報として，製品の名称，医療機器承認番号及びロット番号等を明らかにしておくこと．

一方，製品そのものを対照物質として受入れ，その一部分を取り出して試験に使用する場合には，製品名を対照物質名としたうえで，使用する部分の名称，取り出し方法及び使用しない部分の取扱い等について，試験計画書に規定し，最終報告書に記載する必要がある．

Q145 医療機器：被験物質の特性

医療機器の被験物質の特性について，被験物質の製造に関する情報等を入手して確認する場合，あえて特性試験を実施しなくてもよいか？

A

被験物質の特性が測定可能なものについては，直接実施した測定結果によって特性を確認することが原則である．

ただし，医療機器において化学的・物理的測定が妥当でない場合は，形状・色調等の外観観察による確認のほか，当該医療機器の説明，ロット番号，原材料，製造方法，製造所の所在地に関する情報の確認を，特性の確認に取り入れることが可能である．なお，安定性に関する情報も必要であるが，「原材料」に応じて常識的に判断が可能なものに対してまで，一律に求めるものではない．

また，確認の根拠資料（被験物質の製造に関する情報，特性/安定性に関する情報の書面等）は，当該情報の正確性に関する責任の所在が明確なものを入手すべきであり，確認した旨の記録は，試験施設において保存する必要がある．

Q146 医療機器：抽出物の作製及び抽出率の測定の取扱い

医療機器 GLP では抽出物も「被験物質」の定義に含まれているが，抽出物を「被験物質」として安全性試験を実施する場合，「被験物質」を製造する過程（医療機器の有機溶剤による抽出等）で発生する抽出物の作製及び抽出率の測定は，GLP 下で行う必要はないと考えてよいか？

A

抽出物の作製及び抽出率の測定も GLP 下で行う必要がある．医療機器またはその原材料が被験物質の場合，これらから抽出物を作製する過程は被験物質の調製とみなされる．

なお，抽出物については，抽出後すみやか（通常 24 時間以内）に試験に使用する場合には，安定性の測定は必須ではない．

Q147 医療機器：被験物質が抽出物である場合の抽出過程等の記録

医療機器を被験物質として安全性試験を実施する際，委託者等からその抽出物を供給された場合には，委託者等で実施された抽出過程の記録や抽出率の測定結果は，GLP 下で保存しなければならないか？

A

試験施設は，供給者からの抽出の記録や抽出率の測定結果を入手し，試験計画書・最終報告書に必要事項を反映するとともに，これらを安全性試験のデータとともに GLP 下で保存する必要がある．

Q148 医療機器：抽出条件のモニタリング

高圧蒸気滅菌器（オートクレーブ）を用いて被験物質等を抽出する場合には，抽出溶媒の温度を直接測定する必要があるか？

A

抽出機器の温度（オートクレーブの缶内温度）を実測することで差し支えない．

Q149 医療機器：オートクレーブ抽出時の揮発性物質への配慮

オートクレーブを用いて被験物質を抽出する場合には，被験物質からの揮発性物質による汚染を考慮して，使用後にオートクレーブ内部を洗浄することが推奨されている．しかし，抽出容器を密栓する等，揮発成分がオートクレーブ缶内に拡散することを防ぐ手立てを講じていれば，洗浄の必要はないと考えるがどうか？

A

適切な耐圧容器を用いて，揮発成分が拡散しない条件で抽出される場合においては，使用後のオートクレーブ内を洗浄する必要はないと考える．

Q150 医療機器：加熱を伴う滅菌後の被験物質の温度管理

試験委託者から受領した被験物質を，試験施設においてEOG滅菌（加熱あり）した場合，滅菌時に加熱されているので，その後の室温保存での温度管理は意味がないと考える．したがって，EOG滅菌（加熱あり）後の保管温度の実測値についても，最終報告書には記載不要と考えるがどうか？

A

被験物質は，試験施設が入手してから最終的に試験系（動物・細胞等）に使用されるまでの保管状況をトレースできることが必要である．したがって，試験施設において実施したEOG滅菌の条件と，その前後の保管状況を記録し，実測値に基づいた結果を最終報告書に記載する必要がある．

Q151 医療機器：被験物質の使用条件下における安定性

医療機器GLP省令施行通知の記の1（14）第17条関係エ②に記載されている「使用条件下における安定性」については，埋植試験における生体内での被験物質の安定性にも考慮する必要があるか？

A

被験物質の使用条件下での安定性については，試験系に投与されるまでの保存下における安定性と解釈すればよい．

Q152 医療機器：試験計画書・最終報告書に記載する被験物質の情報

医療機器GLP省令施行通知の記の1（1）第2条関係アにおいて，原材料を構成する化学的物質または生物学的物質とは，「試験施設への委託等のために作製された被験物質の抽出物等も含む」とあるが，抽出物を「被験物質」として安全性試験を実施する場合，試験計画書及び最終報告書の被験物質情報はどのように記載すればよいか？

A

試験計画書及び最終報告書には，被験物質情報として抽出方法（抽出溶媒，抽出条件等）や，安定性等に関する情報を記載する．

なお，抽出前の試験試料については，安全性評価の対象となるものであるから，製品または原材料についての形態（大きさも含む），材質，ロット番号，製造年月日，使用期限等，必要と思われる情報は適切に記載すること．

Q153 医療機器：デジタル写真による被験物質情報

デジタル写真による被験物質情報の入手及び当該情報の試験計画書への反映は，試験担当者への試験操作の周知徹底のためにも有効と判断されるが，このような用途でデジタル写真を試験計画書及び（または）最終報告書に利用することは容認されるか？

A

医療機器 GLP 適用試験では，被験物質のすべてを試験系に使用するとは限らないことから，実際に使用する部位を特定することは重要である．この場合，試験で使用する部位の特定方法について，試験計画書及び最終報告書に記載したうえで，模式図や写真を用いて使用部位を表示することは，一つの手段として有効であると考える．

なお，本問のような目的で使用される写真や模式図に関しては，デジタルデータであるか否かは問わない．

Q154 医療機器：生物学的安全性試験における抽出温度の最終報告書への記載方法

医療機器の生物学的安全性試験における抽出温度の範囲は，「医療機器の生物学的安全性試験法ガイダンス」により，37±1℃，50±2℃，70±2℃，121±2℃と，厳格な許容幅で規定されているが，最終報告書に記載する抽出温度については，同ガイダンスの規定の範囲内であったとすることでよいか？

A

実測値を記載するか否かは試験施設側の判断に委ねるが，逸脱があった場合には，その範囲（温度，期間）を最終報告書に記載すること．

なお，医療機器の生物学的安全性試験において，被験物質の抽出温度の管理は重要である．そのため，管理された抽出温度が連続的に記録され，それが生データとして保存されるとともに，設定された温度の範囲内で抽出されたことが確認できる方法を SOP 等に定める必要がある．

Q155 再生医療等製品：再生医療等製品 GLP 適用試験における理化学試験

再生医療等製品では，被験物質の特性及び安定性に係る試験は，安全性試験を受託する試験施設において実施困難であることが想定される．そこで，委託者がこれらの確認に係る試験を，医薬品等 GLP 省令もしくは GCTP 省令*に基づいた体制を構築したうえで実施すれば，GLP 試験を委託することは可能か？

A

その対応で差し支えない．

*Good Gene, Cellular and Tissue-based Product Manufacturing Practice：再生医療等製品の製造管理及び品質管理の基準に関する省令

Q156 再生医療等製品：輸送時の温度管理

委託者から試験施設に再生医療等製品の被験物質を輸送する際の注意点は何か？

A

通常，再生医療等製品の被験物質は凍結状態あるいは低温状態下で輸送されるため，特に温度管理を厳格にする必要がある．したがって，安定性を保証する条件下（温度・時間）で輸送されたこと及びその記録が重要となる．

Q157 再生医療等製品：バイアル内での細胞凝集

輸送時のバイアル内での細胞凝集の問題は，細胞を扱う再生医療等製品 GLP に特有の現象のように思えるが，どう対処すべきか？

A

例として，次のような対策が考えられる．

① 委託者による細胞濃度測定等のデータをあらかじめ入手する．

② 試験計画書を作成する前に，同様の条件にて委託者による被験物質の調製及び輸送条件下で凝集が起こり得るかを事前に検討する．

③ 細胞懸濁液をバイアルではなく，個体ごとの aliquot（例：シリンジ）に充填することを検討する（aliquot 全体を投与する場合，均一性は問題とならない）．

Q158 再生医療等製品：細胞シート・立体構成品の特殊性

細胞シート・立体構成品については，当該製品の輸送に伴う安定性の問題及び製品の作製に必要な技術・設備等の要因から，試験に供することが容易でない事態も想定される．このような場合であっても，GLP を適用して試験を実施するにはどうすればよいか？

A

被験物質の輸送等が困難な場合には，委託者自身が直接 GLP 施設を訪問して，一定の条件の下，当該製品の作製や投与の過程に参加することも可能である．ただし，当該過程を非 GLP 下で行わざるを得ない場合には，試験計画書にその理由も含めて明確にするとともに，最終報告書で当該部分の信頼性に関する考察を行うことが必要である．

Q159 再生医療等製品：再生医療等製品を用いた 4 週間以上の試験における被験物質のサンプルの保存

再生医療等製品を用いた 4 週間以上の試験で，被験物質のサンプルの保存が困難な場合があるが，一律に保存しなければならないか？

A

一律に保存を求めるものではない．保存しない場合は，その理由を明らかにし，最終報告書に記載すること．

再生医療等製品 GLP 省令施行通知の記の 3 (11) 第 13 条関係ア⑦では，「4 週間以上にわたる試験に用いる被験物質及び対照物質のロットごとのサンプルを，薬機法施行規則第 137 条の 67 (第 137 条の 76 において準用する場合を含む) または第 137 条の 70 に規定する期間保存すること．ただし，被験物質及び対照物質のうち，品質が著しく変化するものにあっては，その品質が評価に耐えうる期間保存すれば足りること」とされている．

再生医療等製品における被験物質のサンプルの保存については，保存中に著しく品質が低下するケース，保存のために特殊な設備が必要となるケース，供給元での保存が適切であるケースなどが想定され，個別の対応が必要となる場合があると考える．

Q160 再生医療等製品：委託者における被験物質の保存

4 週間以上の試験における再生医療等製品の被験物質の保存を，試験施設ではなく委託者側において非 GLP 下で行ってもよいか？

A

再生医療等製品 GLP 省令第 13 条第 1 項によれば，4 週間以上の試験における被験物質の保存は，原則としてGLP下で行うべきである．しかしながら，技術・設備等の問題から，委託者が非GLP下で保存することもやむを得ない場合もあると考える．ただし，試験責任者はその妥当性について説明する必要がある．

Q161 再生医療等製品：細胞特性を理由にした被験物質の非保存

試験に用いた被験物質（受領形態が細胞懸濁液）を，細胞特性の維持困難を理由に保存しないことは許容されるか？

A

再生医療等製品GLP省令第13条第1項によれば，被験物質が細胞懸濁液や細胞シート・立体構成品の場合であっても，4週間以上の試験では保存することが理想である．しかし，適切な保存方法であっても品質が変化するのであれば，保存しないことも許容されると考える．

Q162 再生医療等製品：非GLP下での調製物の分析

再生医療等製品の調製物の安定性の評価を，委託者側において非GLP下で実施することは許容されるか？

A

医薬品等GLP省令に従えば，再生医療等製品における調製物の分析は，原則としてGLP下で行うべきである．しかしながら，細胞操作技術や，必要な設備の特殊性等をふまえると，委託者が非GLP下において安定性の評価を行うこともやむを得ないと考える．ただし，データの記録方法や保持に関しては，GLPの要求事項を考慮すべきである．

Q163 再生医療等製品：調製物の均一性評価の方法

再生医療等製品の調製物の均一性の評価については，投与ごとの転倒混和により担保しているが，医薬品GLPで行われるような「上，中，下層等」に分けての評価が必要か？

A

必ずしも必要ない．再生医療等製品における調製物の均一性評価は，医薬品GLPで求められているような手法に限定されるものではなく，適切に均一性が担保されるのであれば許容可能である．

12　試薬：Q164, Q165

Q164 試薬の使用期限

試薬や溶液の使用期限を立証するために，安定性のデータは必要とされるか？

A

必ずしも必要とされない．製造業者の文献や，実験室での経験を組み合わせた科学的な判断を用いれば十分である．

Q165 試薬の使用期限の延長

使用期限が過ぎた試薬の期限を延長しても差し支えないか？　また，その場合にはどのような手順をとるべきか？

A

観察，測定，検査及び分析等に使用する重要な試薬と補助的な試薬で対応は異なる．前者では使用期限の延長は認められない．また，後者でも科学的根拠を基に延長期間を考慮すべきである．

使用期限を延長することのできる試薬については，無機試薬，染色液等，比較的安定な物質が考えられるが，使用期限延長の確認方法が，分析等，明確な根拠の下に行われていること，また，当該確認方法及び使用期限等の表示について，SOPに定めておくことが必要である．

なお，試薬には，延長した日付にラベルを更新する等，期限延長がなされたことが表示されなければならない．また，この場合，製造年月日または購入年月日，開封年月日等，いつから使用を開始したか把握できるよう表示する必要がある．

13　試験計画書：Q166～Q189

Q166 試験計画書の最終化の時期

動物の入荷，検疫，馴化，群分けをプロセス調査の対象とした場合，投与開始までに試験計画書の最終化をすればよいと考えているが，その判断で問題はないか？

A

試験操作は試験計画書に基づき実施されなければならない．少なくとも群分けは試験固有の操作として実施されるべきである．群分け以前の入荷，検疫，馴化については，イヌ・サルなどの大動物の場合は，SOPに基づいて実施することが可能であるが，マウス・ラットなどの小動物の場合は，原則として，動物の入荷前に試験計画書の最終化を行うことが必要である．また，試験計画書の写しは，プロセス調査の有無にかかわらず，信頼性保証部門が試験操作の調査計画が立てられるよう，適切な時期に配付されなければならない．

Q167 試験開始前の動物の発注

試験開始前に，使用する動物を業者に発注してもよいか？

A

動物の発注については，動物種にかかわらず，試験開始前に行っていても許容される．

Q168 試験開始前の動物の入荷

試験開始前に，使用する動物を試験施設に入荷してもよいか？

A

動物の入荷は原則として，試験責任者の試験計画書の署名後でなければならない．これは，動物の入荷を信頼性保証部門が調査することが可能となるよう規定したものである．なお，イヌ，サル，ブタ等の大動物は，試験施設内で飼育されているものを試験責任者に払い出す場合があるため，必ずしも試験計画書への署名後の入荷を求めるものではない．

Q169 「試験系」に関する事項

試験の性質によって，年齢，あるいは体重範囲のどちらかを重要視すればよい場合がありうるが，その際は，試験計画書にはどちらか一方を記すことでよいか？

A

同一年齢の動物であっても，その系統，飼育条件によって体重範囲が異なる場合もあり，どちらか一方のみを記載することは認められない．最終報告書には，試験の再現性の観点から，用いた試験系の年齢及び体重を正確に記載することが必要である．

Q170 「保存される記録及び資料」に関する事項

医薬品等 GLP 省令第 15 条第 1 項第九号の「保存される記録及び資料」についての記載は，全記録，資料を詳述するのではなく，分類ごとの項目を記載すればよいか？

A

保存される記録及び資料の記載については，記録または資料の標題，種類（標本，メモ，写真，チャート，作業記録等の資料の種別）の他，どのような記録，資料が保存されるのか，その概略を記載すること．

Q171 「分析の種類」に関する事項

医薬品 GLP 省令施行通知の記の 1 (12) 第 15 条関係イ③において「……実施される観察，測定，検査及び分析の種類，頻度，実施方法及び日程」とあるが，この場合の「分析」には，被験物質の特性，安定性，混合物の安定性，均一性，濃度の分析も含まれるか？

A

含まれる．

Q172 試験計画書の写しの配付方法

試験計画書の原本（紙媒体）をスキャン等の電子的な複写によって電子化し，それを文書管理システム等に取り込んで PC 端末から閲覧するという形式に問題はないか？

A

試験施設の責任のもと，適切な文書管理ができていれば配付方法は問わない．

Q173 信頼性保証部門への試験計画書（写し）の提出

試験責任者が信頼性保証部門に試験計画書（写し）を提出するタイミングは，いつが適切であるか？

A

試験開始後，すなわち，試験責任者が試験計画書に署名した後，すみやかに信頼性保証部門に試験計画書（写し）を提出する．

Q174 試験計画書の運営管理者による承認と調査のタイミング

試験計画書は，運営管理者が承認（署名）してから信頼性保証部門が調査を実施しているが，信頼性保証部門は，必ずしも運営管理者の承認を得た試験計画書を調査しなくてもよいか？

また，運営管理者は，信頼性保証部門によって試験計画書が調査され，指摘がなくなった時点で承認すればよいか（運営管理者が承認するタイミングはいつが適切か）？

A

信頼性保証部門の試験計画書の調査は，当該試験操作の調査計画の立案に支障が起きないタイミングで実施することが重要であり，必ずしも運営管理者の承認した試験計画書で実施しなくてもよい．一方，運営管理者の承認についても，可能な限り早く行われるべきであり，信頼性保証部門の調査を待つべきではない．

Q175 試験委託者の試験計画書の承認

医薬品・医療機器・再生医療等製品の製造販売業者のGLP施設で実施される試験で，試験計画書に試験委託者として当該製造販売業者の部署名（同社内）等を記載した場合，試験委託者の試験計画書の承認は必要か？

A

同社内からの委託であっても，試験計画書に試験委託者として記載されている場合は，医薬品等GLP省令第4条及び第15条に対応した手続きが求められる．

Q176 試験計画書の変更書への運営管理者の承認

試験計画書の変更書に運営管理者の承認を不要とする根拠は何か？　この承認が不要であれば，運営管理者に一度承認された試験計画書が，試験全体にわたる試験計画書の変更書によって承認時とは全く異なる試験として実施されるおそれはないか？

A

医薬品等GLP省令第15条第2項に「試験責任者は試験計画書を変更する場合には，文書によって記録し，保存しなければならない」とあり，試験計画書の変更は記録される．また，試験施設では試験計画を十分に練ったうえで試験計画書を作成しており，試験計画の変更は必要最小限に限られることから，運営管理者による試験計画書の変更書の承認は必要としていない．

本問にあるような全く異なる試験となる場合については，試験計画書の変更書で試験を中止し，新たな試験として行うべきである．なお，当該試験を中止する場合は，GLP試験として中止し，中止理由とともにGLP適合性調査時の過去3年試験リストに記載すること．

Q177 試験計画書の変更の必要性①

試験計画書には「対照群と高用量群について観察を行い，群間に有意差がみられた場合は用量を順次下げて観察する」と記載している．試験を実施したところ，有意差が見られたため，試験計画書に従って他の群を観察するときには，試験責任者の判断記録を生データに残すことにより，試験計画書の変更は不要と考えるが，この方法でよいか？

A

試験計画書に判断基準が明記され，生データにその旨の記載があれば，試験計画書を変更しなくても差し支えない．

Q178 試験計画書の変更の必要性②

イヌを用いたテレメトリー試験について，試験計画書の投与量の項にあらかじめ高用量，中間用量及び低用量の投与量を記載しておき，「中間用量において，解析項目に影響が認められた場合は低用量を投与し，影響が認められなかった場合は高用量を投与する」と記述し，試験責任者の判断記録を生データに残せば，試験計画書の変更書で投与量を変更する必要はないと考えてよいか？

A

GLP上，適切な方法により実施され，適切な記録が残され，試験の再構築が可能であれば，本問の運用でも特段の問題はない．ただし，試験責任者は，その判断を生データに記録として残すことが必須である.

Q179 試験の質向上のための変更の取扱い

試験計画書の変更の際，変更手続きが遅れたため，「試験計画書に従わなかったこと」として取り扱うケースが少なくない．検査項目の追加等，試験の質向上のための変更については，「試験計画書に従わなかったこと」ではなく，単なる変更手続きの遅れとみなし，「試験計画書の変更」として取り扱うことで差し支えないか？

A

試験の質を高める目的，例えば，検査項目の追加等であれば，変更手続きが後日となっても「試験計画書の変更」として取り扱うことで差し支えない．ただし，この場合も，変更手続きは，すみやかに行われるべきであり，著しく遅れることは適切ではない．

Q180 試験計画書・最終報告書の訂正方法

試験計画書や最終報告書の訂正を行う場合，通常，訂正書として訂正理由，訂正内容等を記載し，署名の上，別添として末尾に添付する方法をとっているが，この場合，最後まで読まなければ変更内容を確認できないので，些細な訂正・変更は，本文中に記載することでもよいか？

A

GLP に定める条件が守られていれば，試験計画書の変更を本文中に記載する方法も可能ではある．しかし，医薬品等 GLP 省令第 15 条第 2 項で述べられているように，変更事項及びその理由を文書により記録するためには，必然的に別に文書を作成し，試験計画書に添付する形式になるものと思われる．なお，このことは最終報告書についても同様である．

Q181 安全性薬理試験の試験日程

サルを用いた覚醒下でのテレメトリー試験では，パラメータが安定せず，当初予定していた投与日を変更することがしばしばある．そこで，試験計画書に記載する試験日程の操作日に「予定」と記載すれば，この予定日が変わっても試験計画書の変更書を作成する必要はないか？　なお，試験計画書の本文中には，血圧，心拍数が安定した動物を用いる旨を記載する．

A

試験計画書に記載する試験日程は，試験計画書に従って試験を進めるためのものであり，安易に試験日程を規定しないことは好ましくない．しかし，本問のような場合では，試験計画書やSOPにおいて，投与予定日の変更手続きや対応を適切に定めておけば，必ずしも試験計画書の変更書を作成する必要はない．

Q182 試験計画書の日程の変更

最終報告書のまとめ等に時間を要した際，試験計画書に記載された日程を変更する必要があるか？

A

試験計画書の変更の主旨から鑑みて，最終報告書のまとめに時間を要した場合，または試験委託者の確認の遅れによる日程変更の場合は，試験計画書の変更に該当しない．本来，試験計画書の変更は試験操作に伴うものであり，日程については，試験の最も早い操作（例えば，動物の入手予定日）から最終の操作（例えば，剖検日）のうち，主なものを記載することでよい．

Q183 試験計画書原本の翻訳版を利用する場合の留意点

試験計画書原本が日本語（和文）以外の場合，日本語に翻訳された「翻訳版」を利用することに問題はないか？

A

問題ない．ただし，当該試験計画書が翻訳版であることを明示する必要がある．

Q184 試験場所において作成する計画書（試験場所計画書）への安全性試験の内容の記載

複数場所試験で作成する試験場所計画書（本問ではTK測定計画書）において，「試料の採取の条件」は試験計画書に記載があるため，項目として不要であると考えてよいか？

A

複数場所試験においては，試験施設も試験場所も1つの同じ試験計画書を用いて試験を実施するため，試験計画書にTK測定試料の採取の条件を記載している場合，TK測定計画書には記載する必要はない．

なお，試験場所の操作・作業は，試験計画書（写し）を入手してから実施すること．

Q185 試験計画書における適用 GLP の複数記載

試験計画書に複数の GLP に準拠することを記載しても問題ないか？

A

複数の GLP 遵守を併記できるかどうかは試験施設が判断し，試験施設の責任の下で記載する必要がある．なお，PMDA が実施している GLP 適合性調査では，医薬品等 GLP 省令への適合状況についてのみ調査する．

Q186 試験計画書における適用 GLP 基準の記載

委託者から，試験計画書（最終報告書）の遵守する GLP として，申請は海外で行うので，OECD GLP を記載する旨の指示があった．試験計画書（最終報告書）に OECD GLP のみを記載しても問題はないか？

A

PMDA が実施している GLP 適合性調査は，医薬品等 GLP 省令への適合状況に関する調査であるため，適用 GLP が OECD GLP のみの試験については，GLP 適合性調査の対象外となる．

ただし，諸外国との非臨床試験データの相互受入れは，OECD MAD に基づき，OECD 加盟国及び MAD 参加国の GLP 適合施設で，OECD GLP を遵守した試験の実施とデータの作成がなされているのであれば，他の OECD 加盟国及び MAD 参加国の審査当局は，データを受け入れる義務がある．なお，医薬品等 GLP 省令は，厳密にいえば OECD GLP 原則と同じではないものの，内容的には「同等である」とのコンセンサスがあるので，GLP 適合施設において医薬品等 GLP 省令を遵守し，作成されたデータの受入れについては，これらの諸国間で問題になることはない．

Q187 医薬品 GLP 省令の表記

試験計画書及び最終報告書への医薬品 GLP 省令の表記について，最初に公布された際の医薬品 GLP 省令の正式名，公布年月日，省令番号等に加え，一部改正についても，そのつど公布年月日や省令番号等を追記していく必要があるか？

※例：「医薬品の安全性に関する非臨床試験の実施の基準に関する省令（平成 9 年 3 月 26 日厚生省令第 21 号，一部改正：平成 20 年 6 月 13 日厚生労働省令第 114 号，一部改正：平成 26 年 7 月 30 日厚生労働省令第 87 号）

A

「医薬品の安全性に関する非臨床試験の実施の基準に関する省令」（平成 9 年 3 月 26 日厚生省

令第21号）のみの記載で差し支えない（公布年月日や省令番号等は，最初に公布された当時の年月日及び省令番号等でよい）．なお，医療機器GLP省令，再生医療等製品GLP省令の表記についても同様である．

Q188 試験計画書への動物福祉に関する記載

試験計画書に動物福祉に関する規制への遵守を記載する試験施設が多くなってきているが，この記載は妥当かつ必要なものか？　また，その遵守についてQA担当者の調査は必要か？

A

動物福祉に関する規制の遵守について，試験計画書への記載の要否は，試験施設ごとの判断で差し支えない．したがって，QA調査の実施の有無についても試験施設で適切に定めることでよい．

なお，試験施設内に設置された「動物実験の審査委員会等」の承認を受ける旨，試験計画書に記載している場合は，承認の有無について確認しておく必要がある．近年では，医薬品等GLP省令とは関係なく，多くの試験施設で「動物実験の審査委員会等」が設置され，動物福祉に関する規制の遵守について審査が実施されている．

Q189 終了した試験の再開

終了した試験の保存されている標本を用い，毒性をさらに詳細に調べる必要性が生じるケースがある．その際の手続きとして，試験計画書の変更書で対応する場合と，新たな試験として実施する場合が考えられる．透明性が確保できていれば，いずれの手続きでもよいと思われるが問題はないか？

A

終了した試験に追加検査などを行う場合の具体的手続きについては，医薬品等GLP省令等に規定されていない．しかし，試験計画書の変更は最終報告書作成以前の段階で，かつ，当該操作が実施される前に手続きするものであり，終了した試験（最終報告書作成後）ということであれば，新たな試験として実施することが望ましいと考える．

14　試験の実施：Q190～Q206

Q190 指示書の作成

試験を適切に実施するために，試験計画書やSOPに沿った指示書を作成し，これに基づいて試験を実施してもよいか？

A

試験は本来，試験計画書とSOPに基づいて行われるものである．指示書を別途作成しなければならないような試験計画書やSOPは，作成するべきではない（医薬品等GLP省令第16条参照）．

Q191 生データの訂正方法

生データの記録，訂正に押印は必要か？

A

生データの記録，訂正については，実施する者の署名がなされていれば必ずしも押印は必要としない．なお，署名の代わりに本人を特定できるイニシャル等の略署名でもよい．

Q192 デジタル軟X線装置を用いた観察におけるデータの取扱い

デジタル軟X線装置を用いた観察において，生データはモニター画像を観察した結果の所見記録と定義し，デジタル画像の一部のプリントアウト及び電子データは参考データとして保存している．現在，最終報告書には保存された電子データに基づいたデジタル画像を添付しているが，このような生データの定義，あるいはデジタル画像の使用に問題はあるか？

A

所見記録を生データとし，最終報告書に電子データに基づくデジタル画像を添付する場合，デジタル画像は参考データ扱いで差し支えない．しかし，参考データであっても，デジタル画像の信頼性をハード及びソフトの両面から確保する必要があるので，当該電子データは適切に保存しなければならない．

Q193 TK 測定試料の保管に関する留意点

TK 測定において，測定試料（血漿）の一時保管場所に GLP 試験試料と非 GLP 試験試料が混在する場合，どのような点に注意して管理すればよいか？

A

GLP 試験と非 GLP 試験の試料を，適切な方法で区別する必要がある．この場合，非 GLP 試験試料であっても，その取扱いは GLP 対応となる．なお，例えば，一時保管場所が冷凍庫の場合，その管理も当然 GLP 対応となる．

Q194 試験計画書からの逸脱発生時における試験責任者への報告時期

動物飼育室の温湿度が試験計画書の許容値から逸脱した場合，通常，許容範囲内への復旧を行っていると思われるが，逸脱が発生した時点で試験責任者へ報告しなければならないか？ また，許容範囲内への復旧手順を SOP に定めておけば，試験責任者への報告は復旧後でも差し支えないか？

A

試験責任者への逸脱の報告はすみやかに行うことが原則であり，同時に復旧のための措置を講じなければならない．また，試験責任者への報告の具体的方法については，あらかじめ手順を詳細に取り決めておく必要がある．そのうえで，逸脱発生時から復旧までの逸脱記録等による試験責任者への報告は，復旧後すみやかに行うことで問題ない．ただし，復旧に長時間を要する場合もあるため，逸脱が発生した際は，試験責任者がすみやかな対策をとることで試験の継続が可能になることを念頭に置いた対応が重要である．

Q195 予見することができなかった事態の定義

① 医薬品等 GLP 省令第 7 条第三号及び第 17 条第 1 項第 7 号の「予見することができなかった試験の信頼性に影響を及ぼす疑いのある事態」と，医薬品等 GLP 省令第 16 条第 4 項の「異常」とは，同じことと考えてよいか？

② 医薬品等 GLP 省令第 17 条第 1 項第 7 号の「予見することができなかった試験の信頼性に影響を及ぼす疑いのある事態」と，同号の「試験計画書に従わなかったこと」は，どのように違うのか？

A

① 「異常」とは，「予見することができなかった試験の信頼性に影響を及ぼす疑いのある事態」となり得る種々の変化を示すが，当該「異常」が試験の信頼性に影響を及ぼす疑いが

あるか否かを判断するのは試験責任者であり，すべての「異常」がこれに該当するものではない．

② 「予見することができなかった試験の信頼性に影響を及ぼす疑いのある事態」とは，試験の信頼性に影響を及ぼす疑いのある不測の事態すべてを指す．また，「試験計画書に従わなかったこと」とは，試験開始日以降に行った意図的ではない試験計画書からの逸脱を意味する．

Q196 剖検における「所見なし」の場合の記録方法

生データの取扱いについては，「所見なし」の場合もすべて記録することとされているが，剖検記録用紙に検索すべき器官を図示している場合は，異常所見の見られた器官名とその所見のみを記載することをSOPに規定しておけば，異常所見のなかったものの記載を省略することは可能であるか（病理所見の場合，異常のない器官が多く，作業効率がよいと思われる）？

A

「所見なし」の場合もデータをすべて記録することとしているのは，記録もれを防ぐためである．本問のように，剖検記録に検索すべき器官が図示されている場合でも，記録もれでないことを示す意味でチェック等の記入をすべきである．

Q197 標本の表示

医薬品GLP省令施行通知の記の1（13）第16条関係ア②において，「標本には試験の種類，試験系の識別番号及び採取日が適切な方法で表示されていなければならない」とあるが，これをコード番号で表示し，対応表を別に作成しておくことでも差し支えないか？

A

試験が支障なく行われ，かつ，いつでも確認，検索できる体制であれば差し支えない．

Q198 切り出し時に発見した病変の取扱い

切り出し時に，新たに病変を発見した場合，剖検所見を変更（または追加記載）しなければならないか（この際，変更手続きは必要であるか）？ また，剖検所見の最終化（生データの定義）を，剖検時ではなく切り出し時としても問題はないか？

A

剖検時に「所見なし」とされていたものについて，切り出し時に新たに病変が発見された場合，所見を変更（または追加記載）する必要はない．このような場合，切り出し時に観察された所見であることがデータ中で明確にされていればよい．なお，剖検所見の最終化（生データの定義）については，剖検時とすべきである．

Q199 病理組織標本の取扱い

病理ピアレビューや，試験場所から試験施設への標本の移管等のために，所見をとる際に使用した病理組織標本を送付する場合があるが，GLP 上の留意点にはどのようなものがあるか？

A

病理ピアレビューを実施する場合，ピアレビュー者を試験施設に招聘することが最善の方法である（招聘が難しい場合は，スライド標本をピアレビュー者のいる施設等に持参する方法もある）．やむを得ず，スライド標本を送付する必要が生じた場合は，GLP 資料であることを十分に認識したうえで実施すること．

Q200 スポンサーによる病理ピアレビューの取扱い

病理組織検査において，受託試験施設で所見が最終化される前のスポンサーレビューを実施することは可能か？

A

スポンサーレビューについては，病理ピアレビューとして実施するのであれば受託試験施設で所見が最終化される前に実施することは可能である．病理ピアレビューは「組織標本の評価（所見の最終化を行う病理専門家の所見）を第二の病理専門家によって再評価すること」であり，ピアレビュー者は，試験施設の病理専門家であってもスポンサーを含む試験施設外部の病理専門家であっても構わない．また，所見が最終化される（生データ化される）前でも後でも構わない．ただし，OECD GLP 文書 No.16 に記載された留意事項をよく理解したうえで実施すること．

Q201 非 GLP 施設の病理ピアレビュー者の取扱い

GLP 試験において，非 GLP の試験施設（大学等）で病理ピアレビューを実施した場合，GLP 組織外の者が GLP 試験に関与したことになるか？

A

ピアレビュー者は GLP 試験に関与したことになる．したがって，試験計画書及び最終報告書に「報告書に関与する予定の（関与した）専門家」として氏名及び所属を記載する必要がある．また，このような場合でも，可能な範囲でGLPに従って病理ピアレビューを実施することが望ましく，やむを得ずGLPに従うことができなかった部分があれば，最終報告書にその旨を明記する必要がある．

Q202 OECD GLP 文書 No.16 ①

病理データの最終化前に病理ピアレビューを実施してよいか？

A

差し支えない．

Q203 OECD GLP 文書 No.16 ②

データ最終化前の病理ピアレビューにおいて，病理責任者とピアレビュー者の見解に合意がなされた場合，各所見のノート（鏡検時に使用したメモ等）の保存は必要か？

A

病理責任者とピアレビュー者による各所見のノートの保存は特に求めない（OECD GLP 文書 No.16 の 2.4 項）．

Q204 OECD GLP 文書 No.16 ③

OECD GLP 文書 No.16 の 2.5 項で述べられている「All correspondence」とは，具体的にどの範囲を指すか？

A

病理責任者とピアレビュー者間の通信記録としては，少なくとも，病理ピアレビューに使用する病理スライドの管理過程に影響する特定のコミュニケーションは保存すべきであると考える．これには，「レビュー者の経歴に関するもの」，「レビュー実施施設の情報に関するもの」，「レビューする標本を選ぶ過程に関するもの」，「レビューする個体の選択に関するもの」，「追加組織に関するもの」などが含まれる．また，試験計画書の変更手続きが間に合わずに病理ピアレビューを実施するような場合，「変更された操作に関する通信」も該当する．さらに，「両者間の所見に関する通信記録」も含まれることがOECD GLP 作業部会（OECD GLP WG）で合意されている（OECD ホームページの OECD GLP FAQ（https://www.oecd.org/chemicalsafety/testing/glp-frequently-asked-questions.htm）参照）．

Q205　OECD GLP 文書 No.16 ④

OECD GLP 文書 No.16 の 2.2 項には，試験計画書とその変更書に十分な柔軟性をもたせるべき旨の記載があるが，どのような意味か？

A

試験計画書の作成にあたっては，病理ピアレビューの過程で生じる可能性のある事象（例えば，評価する群や標本の追加等）に十分対応できる内容とすることが重要である．つまり，試験計画書の変更書の頻繁な発行がなく，あわせて逸脱が生じにくい（逸脱の手続きをとる必要のない）試験計画書の作成を念頭におくことであると考える．

Q206　GLP 試験で採取したサンプルを用い，毒性評価に関係のない探索的パラメータを測定・検査する場合の取扱い

GLP 試験で採取したサンプルを用い，毒性評価に関係のない探索的パラメータを測定・検査する場合，当該部分のみ GLP 非適用として測定・検査を実施することは可能か？　もしくは，GLP 試験とは別の GLP 非適用試験に移管して実施する必要があるか？

A

毒性評価に関係のない探索的パラメータを測定・検査する場合は，試験計画書及び最終報告書に「サンプルの一部が GLP 非適用試験に移管される（された）」ことを記載し，当該 GLP 試験とは別の GLP 非適用試験として実施することが望ましい．

15　最終報告書：Q207～Q237

Q207 試験系の入手年月日

医薬品 GLP 省令施行通知の記の 1 (14) 第 17 条関係エ③「試験系の入手年月日」について，試験系が自家生産されている場合，または，イヌのように試験が計画される以前より飼育されていた場合にあっては，当該試験に使用することが試験責任者によって決定された日付を「試験系の入手年月日」と解釈してよいか？

A

試験系が試験計画書の作成前より飼育されていた場合にあっては，当該試験に使用するために試験責任者によって移管された日付を「試験系の入手年月日」と解釈してよい．

Q208 最終報告書に記載する温湿度の実測値

最終報告書に記載する温湿度は，実測値に代えて許容範囲内にある旨の記載でよいか？

A

必ずしも最終報告書に実測値を記載する必要はない．温湿度が「許容範囲内であった」という記載でもよいが，実測値に基づき判断する必要がある．したがって，生データとして実測値が必要であり，最終報告書の記載と生データで整合性の確認ができなければならない．

Q209 臨床検査における再測定結果の最終報告書への記載方法

TK 測定において再測定を実施した場合，「最終報告書の Table，Appendix 等にマークを付す等して再測定を実施したことを明らかにするように」との指導があるが，臨床検査の場合も TK 測定に準じた対応が必要か？

臨床検査で再測定を実施するケースには，①機器トラブルにより，ある検体の当初のデータが得られなかった場合，②当初のデータが測定範囲外となった場合，③管理検体 (QC) の測定による精度管理が不適になった場合 (不適の判断基準は試験施設により異なる)，④得られたデータの再確認のために再測定する場合 (判断基準は試験施設により異なる) 等，種々のケースが考えられる．これらすべてについて Table，Appendix 等への明示が必要か？　なお，このとき，再測定に関する SOP は作成されており，当該 SOP に従って生データへの記録は行われているものとする．

A

最終報告書及び生データは，試験を再構築するうえで重要であり，「計画を立て，試験を実施し，その結果を記録，報告する」というGLPの基本理念に基づくものである．したがって，臨床検査の場合もTK測定の場合と同様の対応が求められる．臨床検査データの扱いについては，再測定に関する具体的なSOPが作成され，当該SOPに従って生データへの記録，最終報告書への記載が適切に行われているのであれば，その記載方法は問わない．

本問の①～④の状況に関しては，①の生データが得られなかった場合を除き，再測定の実施をTable，Appendix等に明示して最終報告書に分かるように記載しなければならない（②，③，④は，確定されたデータを見てから測定し直すものであり，最終報告書に記載する必要がある）．ただし，②，③について，恣意的選択ができないことを担保できるシステムが構築され，一連の履歴が残る場合は，異常値と判断し，確定前のデータとして扱うことも可能である．その場合，確定されたデータとしなくても問題ないという理由も含め，SOPで明確にしておくこと．

なお，臨床検査においてもTK測定と同様に，再測定した場合には，生データに理由（再測定の妥当性）とともに日付入りの署名等の記載が必要となる．

Q210 最終報告書への予見することができなかった事態の記載

試験操作の途中，あるいはすべての試験を終了した後に操作の間違いに気づき，または機器の異常が判明したため，試験計画書及びSOPに従って正しく試験をやり直した．試験自体は問題なく終了し，その間の正確な記録もとってあるので，試験結果への影響はなく，最終報告書への記載は不要であると考えるが，このような場合も試験計画書及びSOPに従わなかったこと，あるいは，予期せぬ事態として扱うべきか？

A

最終報告書は，投稿論文とは異なり，実施した試験の報告書である．本問のように再操作，あるいは再測定を実施した場合は記録として残し，さらに試験に影響を及ぼす可能性がある場合には，最終報告書の「予見することのできなかった試験の信頼性に影響を及ぼす疑いのある事態及び試験計画書に従わなかったこと」の項目に記載して評価する必要がある．なお，試験に影響を及ぼす可能性がない場合においては，結果等の項目への概略記載でよい．

Q211 動物飼育室の湿度の一時的な逸脱の取扱い

SOPまたは試験計画書の規定から外れた事象は，試験の信頼性に影響を及ぼす疑いの有無にかかわらず，すべて「試験計画書に従わなかったこと」として取扱わなければならないが，動物飼育室の湿度が一時的に規定から外れた場合等，試験，あるいは，試験データに明らかに影響しないものであれば，最終報告書には記載しなくてもよいか？

A

誤字・脱字等の明らかな記載ミスを除き，試験計画書に従わなかったこと及び試験計画書に引用されたSOPからの逸脱は，すべて最終報告書に記載する必要がある．しかし，清掃等に伴う動物飼育室の湿度の一時的な上昇等，予見可能であって，試験の信頼性に影響を及ぼさないことが明らかな事象については，あらかじめその取扱いをSOPに規定することで「予見することができなかった試験の信頼性に影響を及ぼす疑いのある事態」とする必要はなく，最終報告書への記載も必要ない．

Q212 最終報告書に記載する試験に従事した者の範囲①

医薬品等GLP省令第17条第1項第四号の規定に基づき，最終報告書に記載が必要な「試験に従事した者の氏名」に，信頼性保証部門責任者，信頼性保証部門担当者，資料保存施設管理責任者は含まれるか？

A

信頼性保証部門責任者，信頼性保証部門担当者，資料保存施設管理責任者は「試験に従事した者」には含まれない．

なお，医薬品等GLP省令第8条第2項に定められているように，試験の信頼性保証業務を，当該試験従事者は行うことができない．仮に信頼性保証業務を行う者が試験に従事していた場合，医薬品等GLP省令に違反したことになる．

Q213 最終報告書に記載する試験に従事した者の範囲②

最終報告書における「試験に従事した者の氏名」の欄に，試験操作に関わった全員の氏名を記載しているが，今後，全員ではなく，試験を分担実施した「責任者」の氏名のみの記載に変更しようと考えている．なお，「責任者」の定義は，試験責任者に次ぐ，主たる試験従事者とする予定であるが，この対応で問題ないか？

A

最終報告書には，試験に従事した者全員の氏名を記載する必要はない．なお，どの範囲までを最終報告書に記載するかは，試験施設ごとに適切に定めておけばよい．

Q214 最終報告書における分担責任者の取扱い

分担責任者は，試験従事者として最終報告書に記載して差し支えないか？　この場合，業務分担の記載は「分担責任者」としてもよいか？

また，最終報告書に分担責任者が，署名を行っても差し支えないか？　この場合の署名とは，医薬品等 GLP 省令にある「試験責任者の作成責任」とは別の意味であって，OECD GLP にある「主たる研究者等の署名行為」に相当する．

A

試験に従事した分担責任者は試験従事者であり，最終報告書に氏名及びその業務分担を記載すべきである．ただし，業務分担の記載が「分担責任者」だけでは業務内容が不明なので，業務内容が分かるように記載する必要がある．

また，最終報告書の責任は試験責任者のみにあるので，最終報告書に試験責任者以外の者が署名することは好ましくない（ただし，複数場所試験における試験主任者による試験場所報告書は除く）．

Q215 QC 担当者の最終報告書への記載

試験データの QC を専門に行う職員（QC 担当者）について，最終報告書の試験担当者の欄に氏名及び業務分担を記載する必要はあるか？　また，必要がある場合，どのような呼称（例：データチェック等）が適切か？

A

最終報告書に記載を求めているのは，試験に従事した者であり，それは試験の分担責任を明らかにするためである．本問の QC 担当者の業務は，本来，試験責任者がその責任において実施すべき業務であることから，QC 担当者の氏名及び業務分担については，最終報告書に記載しなくても差し支えない．

Q216 報告書に関与する予定の（関与した）専門家の定義

医薬品 GLP 省令施行通知の記の 1（12）第 15 条関係ウ②及び（14）第 17 条関係エ⑤（iii）に記載されている「報告書に関与する予定の（関与した）専門家」とは，どのような者を定義しているか？

A

「報告書に関与する予定の（関与した）専門家」とは，当該試験には直接携わらない者で，試験成績や所見をレビューする専門家であり，病理ピアレビューや心電図解析等を行う者が考えられる．

なお，これらの専門家は，外部の有識者等，GLP 職員以外の者を意味する．

Q217 病理組織標本作製時の所見の取扱い

病理組織標本作製のための器官・組織切り出し時に発見された所見については，剖検時に最終化された所見とあわせて「肉眼所見」として最終報告書に記載しているが，この方法でよいか？

A

最終報告書では，いずれも「肉眼所見」としてよい．

なお，生データでは剖検時に観察された所見なのか，切り出し時に観察された所見なのかが分かるような記載が必要となる．

Q218 部門報告書の取扱い

生データについては，「観察の結果及びその記録」，「最終報告書の再構成と評価に必要なもの」と定義されているが，各検査部門で作成された文書（結果とともに一次評価が記載された病理部門報告書や臨床検査報告書）も，「最終報告書の再構成と評価に必要なもの」という観点から生データに該当するか？

A

生データとは，医薬品等 GLP 省令第 2 条第 5 項に規定されているとおり，結果が最初に文字化もしくは記号化されたもの，またはその正確な写しであると定義されることから，一次評価が記載された病理部門報告書や臨床検査報告書は生データに該当しない．ただし，これらの報告書は試験責任者が最終報告書を作成する際に参考とする文書であることから，試験関係資料として適切に保存することが望ましい．

Q219 複数の最終報告書の作成①

一つの試験計画書で実施した試験の最終報告書をパートごとに複数部に分割して作成し，それぞれに信頼性保証陳述書を添付するよう委託者から依頼された．

GLPでは「1試験計画書・1最終報告書」と考えるが，仮に最終報告書をパートごとに複数部に分割する場合，どのように対応するべきか？

A

GLPでは「1試験計画書・1最終報告書」が原則である．1試験計画書で実施した試験をパートごとに複数部の最終報告書として分割することは許容できない．

Q220 複数の最終報告書の作成②

復帰突然変異試験で複数の被験物質を同時に試験する場合，試験計画書は一つとし，最終報告書は被験物質ごとに複数作成してもよいか？

A

「1試験計画書・1最終報告書」が原則であり，認められない．

Q221 最終報告書の訂正①

最終報告書の訂正を行う場合，訂正内容と訂正理由を記載した訂正書を最終報告書に添付するとともに，該当ページを訂正ページで差し替えることで問題ないか？

A

最終報告書の訂正書（訂正内容，訂正理由等を記載）は，本来，最終報告書に添付するものであり，該当ページを差し替えることは許容できない．

Q222 最終報告書の訂正②

GLP適用試験において，最終報告書を提出した後に被験物質のコード名が変更されたため，最終報告書の訂正を依頼された．しかし，このような訂正はGLP上不要であり，承認申請資料作成時に対応する形が適切であると考えるがどうか？

A

試験終了後に被験物質のコード名変更が行われても，最終報告書の訂正は必須ではない．

Q223 再解析結果に基づく最終報告書の訂正の是非

最終報告書に記載した統計解析方法とは異なる方法で再解析を実施する場合，新たに試験計画書を作成して対応することで問題はないか？　また，再解析の結果，有意差が変わり，それにより結果・考察が変わった場合，先に実施した試験の最終報告書を訂正する必要はあるか？

A

新たに試験計画書を作成することで問題ない．逆に，先に実施した試験の最終報告書の訂正は，それぞれに独立した試験であることから行うべきではないと考える．なお，承認申請の際には，両方の最終報告書を規制当局に提出すること．

Q224 試験責任者が退職した後の最終報告書の訂正

医薬品等 GLP 省令第 17 条第 2 項では，「最終報告書の訂正は試験責任者が行わなければならない」とされているが，例えば，試験責任者が退職，転勤等で試験施設に在籍しなくなった場合，最終報告書の訂正，追加について，どのように対応すればよいか？

A

運営管理者によって，新たに指名された試験責任者が最終報告書の訂正，追加を行うことになる．

Q225 最終報告書の訂正の調査

医薬品等 GLP 省令第 17 条第 2 項により，最終報告書の訂正を行った場合，当該訂正部分は信頼性保証部門の調査の対象となるか？

A

信頼性保証部門の調査の対象となる．

Q226 試験終了後の考察の訂正

最終報告書の考察は，最終報告書作成時の最新の文献情報及び実験事実に基づいて記載するよう心がけている．しかし，時には最終報告書作成以降に新事実が判明し，当時の推察との間にズレが生じることがある．このような場合，考察であっても最終報告書を訂正（追記や修正）すべきか？　また，考察部分の訂正について，信頼性保証部門はどのように対処すべきか？

A

試験終了後の最終報告書の訂正の必要性については，当該試験施設で判断すべきものである．なお，考察について，訂正が必要であると判断した場合，信頼性保証部門は当該訂正部分について調査を行い，その結果を運営管理者及び試験責任者に報告する必要がある（信頼性保証陳述書も発行しなければならない）．

Q227 最終報告書の訂正に伴う信頼性保証陳述書の取扱い

最終報告書に記載された被験物質の名称が変更となり，最終報告書を訂正することとなった．試験責任者が「最終報告書の訂正書」ですべての被験物質名を訂正後の名称に読み替える旨の記載をした場合，最終報告書の一部である信頼性保証陳述書にも変更の影響が及ぶことがあると思われるが，信頼性保証部門責任者は元の信頼性保証陳述書を訂正する必要はないと考えてよいか？　ただし，最終報告書の訂正書の調査は行い，それに対する信頼性保証陳述書は作成する．

A

差し支えない．

Q228 試験関係資料の保存場所移動に伴う最終報告書の訂正

最終報告書に，生データ及び標本等の試験関係資料の保存場所を記載することになっているが，最終報告書に記載した試験関係資料の保存場所を移動した場合，最終報告書の訂正書は必要か？

A

資料保存施設に移管された試験関係資料の保存管理については，その責任が資料保存施設管理責任者にあることから，最終報告書の訂正書は必要ない．ただし，試験関係資料の保存場所を移動する際は，その記録を保存すること．

Q229 試験責任者のGLP適合陳述書

医薬品等GLP省令を遵守して試験を実施したとする試験責任者の陳述書を，最終報告書の試験責任者の署名ページに記載すれば，GLP適用承認申請資料における運営管理者または試験責任者のGLP適合陳述書（「GLP適用承認申請資料の取扱いについて」（平成17年8月5日薬食審査発第0805001号）の記の2（2））を別途作成して添付することは不要と判断しているが（申請資料は最終報告書と同一（写し）であることが前提），この解釈で問題ないか？

A

最終報告書において，医薬品等GLP省令を遵守して試験を実施したとする陳述書に試験責任者の署名がなされており，かつ，GLP適用承認申請資料が最終報告書と同一（写し）である場合，改めて運営管理者または試験責任者によるGLP適合陳述書を作成する必要はない.

なお，薬食審査発第0805001号及び「医療機器GLP適用承認申請資料の取扱い等について」（平成17年7月15日薬食機発第0715001号）は，取扱い通知の発出に伴い廃止され，今後，GLPを適用した試験に基づき作成されたGLP適用承認申請資料には，GLPで規定する最終報告書の写しを使用することと，GLP適合陳述書が最終報告書の一部として適切に組み入れられている場合は，承認申請の際において別途陳述書を作成しなくてもよいことが明文化された.

Q230 最終報告書の訂正後のGLP適合陳述書の取扱い

GLP適合陳述書を最終報告書の一部として組み入れている試験において，後日，最終報告書の訂正を行った場合には，最終報告書の訂正書にも別途GLP適合陳述書を組み入れる，あるいは添付する必要があるか？

A

最終報告書の訂正が行われたという理由のみで，GLP適合陳述書を別途作成する必要は特にない.

Q231 試験計画書・最終報告書の複数部作成

試験計画書や最終報告書の正本を複数部作成するよう，委託者から求められているが，GLP上問題はないか？

A

GLP上，正本を複数部作成することは認められない．GLPでは「1試験計画書・1最終報告書」である.

Q232 GLP 試験における GLP 非適用部分の信頼性保証陳述書への記載

GLP 試験の一部に GLP 非適用部分がある場合，その旨を「最終報告書」に記載する必要があるが，信頼性保証陳述書にもその旨を記載する必要があるか？

A

GLP 非適用部分について試験責任者により評価され，最終報告書にその旨が明記されていれば，信頼性保証陳述書へその旨を記載する必要はない．

Q233 最終報告書への試験終了日の記載方法

最終報告書の「試験の終了の日」の記載をなくし，試験責任者の署名・日付の横に「試験終了日」と付記したいと考えているが，この対応で問題ないか？

A

最終報告書においては，試験の終了の日がいつであるか明確になっていればよく，その記載箇所については問わない．

Q234 病理検査報告書の最終報告書への添付

病理担当責任者が病理検査報告書を作成している場合，この病理検査報告書を最終報告書に添付することで問題ないか？

A

最終報告書は試験責任者の責任において作成されなければならないものであり，また，最終報告書は各検査項目から得られた結果が含まれた一つの報告書でなければならない．このことをふまえ，最終報告書の作成責任者である試験責任者が，最終報告書を作成するうえで必要と判断したのであれば，病理担当責任者の作成した病理検査報告書を添付しても問題はない．

Q235 代行者による信頼性保証陳述書の作成

信頼性保証部門責任者が不在で，その代行者が運営管理者より指名されている場合には，信頼性保証陳述書に信頼性保証部門責任者の代行者であることを明記して，当該代行者が署名を行うことで問題ないか？

A

あらかじめ手順を定めておけば，代行者が署名を行っても差し支えない．ただし，信頼性保証部門責任者は運営管理者の指名が必要であることから，代行者に対しても指名が必要となる．

Q236 複数言語で構成される最終報告書の作成

複数場所試験の場合，試験実施場所の言語の違いにより，最終報告書を複数の言語で作成してもよいか？

A

差し支えない．ただし，最終報告書の本文自体は1つの言語で作成されなければならない．なお，最終報告書に「複数言語で構成されていること」を記載する必要はない（最終報告書の複数言語による翻訳版は参考資料扱いとなる）．

Q237 最終報告書の原本（紙媒体）の電磁的記録媒体への取込み

最終報告書の原本（紙媒体）を電磁的記録媒体に取込み，新たな原本とすることに問題はないか？

A

電磁的記録媒体を新たな原本とすることについては，真正性，見読性及び保存性が確保されている限り差し支えない．ただし，原本は，1つでなければならないため，紙媒体の旧原本の取扱い及び新原本の真正性，見読性及び保存性を確保するための手続きを明確にすることが必須である．

16　試験関係資料の保存：Q238〜Q264

Q238　複数の資料保存施設管理責任者の設置

一つの資料保存施設に，複数の資料保存施設管理責任者を置くことは可能か？

A

認められない．一つの GLP 組織に複数名の資料保存施設管理責任者が存在することは，権限が重複し，管理方法の一貫性を欠く危険性がある．

なお，資料保存施設管理責任者の管理下に担当者を置くことは差し支えない．その場合，担当者の役割については，職務分掌を明確に区別しておくことが必要である．

Q239　資料保存施設管理責任者と他の責任者との兼務

資料保存施設管理責任者は，試験責任者または他の試験関係者の役割を兼務してもよいか？

A

医薬品等 GLP 省令に資料保存施設管理責任者の兼務についての禁止規定はないが，資料保存施設管理責任者の責務の遂行に影響しないよう配慮すべきである．例えば，試験関係資料の保存について調査する立場の信頼性保証部門との兼務は避けるべきである．また，自らが試験責任者として実施した試験の資料の移管に，資料保存施設管理責任者の立場で直接関わることも避けるべきである．

Q240　非 GLP 試験関係資料に対する資料保存施設管理責任者の責務

資料保存施設に，GLP 試験及び非 GLP 試験の試験関係資料を一緒に保存している場合，資料保存施設管理責任者は，非 GLP 試験の資料保存についてどのような責任を有するか？

A

次のような責任を有する．

①　GLP 試験関係資料との明確な区分．

②　資料保存施設の管理全般．

Q241 試験関係資料の一時保管

試験関係資料の「一時保管庫」を「資料保存施設」とは別に設けようとする場合，医薬品等GLP省令第18条が同様に適用されるか？

A

一時保管庫については，資料保存施設と同様の管理を求めていないが，GLP試験関係資料の一時保管区域であることを明記する必要がある．また，資料の散逸防止，管理責任の明確化の観点から，表示や施錠ができない場所に保管することは認められない．なお，試験終了後は試験関係資料をすみやかに資料保存施設に移管すること．

Q242 試験関係資料（共通資料を含む）の保存方法における，紛失，散逸，差し替え等の防止策

試験関係資料（共通資料を含む）の保存方法に関して，紛失，散逸，差し替え等を防ぐ方策を検討するよう指導されているが，GLPからの逸脱となるかどうかについて，指摘の判断基準はあるか？

A

試験関係資料の資料保存施設への移管にあたっては，試験関係資料の項目，部数あるいは頁数等を明確にした目録を作成し，移管される試験関係資料が目録の内容と一致していることを確認のうえ，実施することが必要である．

GLPから逸脱しているかどうか，指摘の判断については，主に次の事項を考慮する．

- 適切に項目分類されているか．
- 頁番号の付与，あるいは枚数の確認が行われているか．
- 保存ファイルが分類ごとに封印されているか．

これらをもとに，指摘の判断基準を例示すると表のようになる．ただし，この判断基準はあくまで例示であり，資料の散逸等を防ぐ適切な手段が講じられていれば，保存方法を限定するものではない．また，調査においては，貸し出しの有無等も加味したうえで，最終的な評価を行う．

	適切な項目分類	頁数の付与（枚数）	保存ファイルの封印	指摘
保存資料A	○	○	○	なし
保存資料B	○	○	×	なし
保存資料C	○	×	○	なし*
保存資料D	○	×	×	あり

*「詳細な項目分類であるか」，「分類ごとで適切に封印されているか」，「日付等によって，連続性の確認が可能か」等により，判断が異なる．

Q243 機器・環境等の記録類の保存

機器や環境等の条件・状況についての記録，メモ，注意書き等に該当する記録類は，試験ごとの生データファイルにその原本を保存することが困難であるが，これらの記録類の保存はどのようにすればよいか？

A

機器の管理に関する記録，試験系の環境条件記録，被験物質の特性試験記録等，複数の試験に共通する記録類は，それらの原本を一括保存し，試験ごとに検索できるようにしておけばよい．あるいは，個々の試験の生データファイルにその正確な写しを添付し，必要に応じて，その原記録を検索できるようにしておくことでも差し支えない．

Q244 単回投与毒性試験の標本の保存

長期の反復投与毒性試験で得られた器官標本が保存されていれば，単回投与毒性試験の器官標本については，必要に応じて保存するということでよいか？

A

器官標本，生データ等の保存は，個々の試験の信頼性を確保するとともに，後日の再評価のために必要な資料であり，反復投与毒性試験の標本があるからといって，単回投与毒性試験の標本の保存を省略することは認められない．

Q245 資料保存施設移管後の記録類の取扱い責任

試験責任者が，試験関係資料（試験成績書，分析報告書，最終報告書，生データ等）を資料保存施設に移管した後に，それらの複写物が他試験の資料として必要になった場合，原本の複写に相違ない旨の署名及び複写年月日の記載は，原本を保存している資料保存施設管理責任者が行ってもよいか？　それとも内容を保証する意味で試験責任者が行うべきか？

A

資料保存施設管理責任者，試験責任者のいずれが実施しても差し支えない．

Q246 廃止した試験施設からの試験関係資料の引き取り①

廃止した試験施設から試験関係資料を引き取る場合，どの範囲の資料を保存すればよいか？

A

医薬品等 GLP 省令に規定するすべての資料を保存する必要がある．

Q247 廃止した試験施設からの試験関係資料の引き取り②

自社に GLP 試験施設がない試験委託者が，廃止した受託試験施設より試験関係資料を自社に引き取る場合，どの程度の GLP 対応をすればよいか？

A

試験関係資料を自社に引き取った場合，医薬品等 GLP 省令第 18 条の対象となり，GLP の資料保存に係る規定はすべて満たす形で資料を保存する．したがって，原則として運営管理者，信頼性保証部門責任者及び資料保存施設管理責任者で構成される GLP 組織を設置するとともに，資料保存に関する SOP を作成し，それに基づき資料を保存することが必要になる．なお，自社に GLP を適用した資料保存施設を設けることができない場合には，廃止した試験施設の業務を承継した者，あるいは GLP を適用した外部契約型資料保存施設を利用することも可能である．

Q248 中止した試験の試験関係資料の取扱い

中止した GLP 適用試験に関する資料（生データ等）について，承認申請資料として使用しない場合でも保存しておくべきか？

A

承認申請を行わない場合であっても，試験中止に関わる対応を確認することもあるため，次回の適合性調査まで（最長 3 年間）保管すること．なお，適合性調査申請時に提出する試験リストには，過去 3 年以内に中止した試験も含め，あわせて中止の理由を記載すること．

Q249 外部契約型資料保存施設の利用

医薬品 GLP 省令施行通知の記の 1 (7) 第 9 条関係キに関して，「外部施設を資料保存施設として利用する場合にも，当該施設は医薬品 GLP 省令等の規定を満たす必要があり，その保証の責任は運営管理者にあること」とあるが，実際に資料を移管する場合の移管業務はどのように行えばよいか？

また，ここでいう運営管理者とは外部契約型資料保存施設の管理責任者ではなく，保存を委託した側の運営管理者のことと解釈してよいか？

A

ここでいう運営管理者とは，保存を委託した側の運営管理者と解釈してよい．実際の移管にあたっては，運営管理者が SOP を作成し，資料保存施設管理責任者がその SOP に従って移管業務を行う．なお，信頼性保証部門の調査も必要である．また，必要に応じて規制当局も当該外部契約型資料保存施設を調査することがある（OECD GLP 文書 No.15 参照）．

Q250 外部契約型資料保存施設の GLP 適合

外部契約型資料保存施設について，医薬品 GLP 省令施行通知の記の 1 (7) 第 9 条関係キでは「外部施設を資料保存施設として利用する場合にも，当該施設は医薬品 GLP 省令等の規定を満たす必要があり」とあるが，PMDA では，資料保存のみを行っている外部契約型資料保存施設への GLP 適合性調査は実施していない．その場合，「GLP 組織を有する資料保存施設」には，「GLP 適合性調査を受けていないが，『GLP 適合性がある』と宣言している外部契約型資料保存施設」も含まれると理解してよいか？

A

その理解で問題ない．なお，外部契約型資料保存施設を利用する場合，当該施設は 医薬品 GLP 省令等の規定を満たす必要があり，それらに関する保証の責任は，保存を委託した側が負うことになる．また，外部契約型資料保存施設も試験施設の調査の一環として，PMDA の GLP 適合性調査の対象となることがある．

Q251 自社施設以外の GLP 施設での資料保存

自社以外の GLP 適合施設に試験関係資料を保存委託する場合でも，外部契約型資料保存施設としての対応が必要か？

A

試験施設と同一の運営管理者により運営されていない GLP 適合施設へ試験関係資料を保存

委託する場合は，外部契約型資料保存施設としての対応が必要である．なお，試験を委託する場合と同様，委託先がGLPを遵守していることは委託者の責任において確認すること．

Q252 外部契約型資料保存施設への訪問調査

外部契約型資料保存施設の委託者によるGLP適合状況の確認について，実地の調査は必須でないと考えてよいか？

A

受託試験施設の調査と同様，外部契約型資料保存施設におけるGLP適合状況の確認調査についても，委託者が医薬品等GLP省令への遵守状況を適切に確認できるのであれば，その方法を限定するものではない．

Q253 標本の一時保管

試験期間中の標本の保管について，標本の保管容器等に試験ごとの識別・区分を表示すれば，保管区域単位で管理責任者（病理責任者や臨床検査責任者等を任命）を設置して，当該保管庫において施錠管理等を行うことで問題はないか？

A

試験期間中の標本等については，試験施設ごとに適切な管理体制や管理方法を定めておくことで問題はないが，最終的な管理責任は試験責任者にあることを認識しておく必要がある．

また，試験期間中の標本等の保管には，標本等の受け渡しも含まれ，紛失や取違えが起こる可能性があることから，これらを防止する対応も必要である．すなわち，標本の散逸，改ざん等を防ぐ方策をSOPに定めておくことが重要である．

Q254 病理湿標本の保存期間

試験終了後，長期間が経過した病理湿標本の廃棄を可能とするようSOPに定めたいが問題はないか？

A

医薬品GLP省令第18条に関し，医薬品GLP省令施行通知の記の1(15)第18条関係イでは，「試験関係資料の保存期間は，薬機法施行規則第101条（第110条において準用する場合を含む）または第104条に規定する期間とする．ただし，組織化学標本，電子顕微鏡標本，血液標本等，保存中に品質が著しく変化する湿標本及び特別に作製された標本の保存期間は，その品質が評価に耐えうる期間とすること」とされており，各試験施設で適切な保存期間を定め，廃棄する旨をSOPに規定することは問題ない．

Q255 品質確認の段階での染色スライドの保存

所見を得るための顕微鏡観察を開始する前に行うスライドの品質確認において，不良（目的組織がない，薄切ムラ，汚れ，傷等）と判断されたものは，不良の判断とその理由を記録すれば，当該標本を保存する必要はないと考えてよいか？　なお，品質確認を鏡検者（病理所見診断者）が実施する場合は，所見のための観察とは区別して記録する旨をSOPで明確にしておくものとする．

A

所見を得るための鏡検と品質確認のための鏡検が別作業として明確に区別されている場合は，品質確認時の不良標本は廃棄してもよい．また，所見を得るための鏡検と品質確認のための鏡検が明確に区別されていない場合は，再作製指示の根拠資料として不良標本も保存する必要がある．

いずれの場合においても，ひとたび所見を得るために用いた標本は，すべて保存しなければならない．

Q256 保存標本の廃棄に伴う最終報告書の訂正

最終報告書に生データ及び標本の保存期間を記載しているが，保存期間中に標本類が品質変化をきたし，再分析の意味が失われたと判断されて当該標本類を廃棄処分とする場合，廃棄日，廃棄理由等の記録を保存すれば，最終報告書の訂正は必要ないと考えてよいか？

A

最終報告書の訂正は特に求めないが，廃棄にあたっては，廃棄日，廃棄理由等の記録の保存に加えて，信頼性を保証できる適切な時期に信頼性保証部門が調査を行い，廃棄が適切に行われたことをQAU調査報告書として残す必要がある．

Q257 試験関係資料の廃棄の手続き

資料保存施設管理責任者は，資料保存施設に保存している試験関係資料を廃棄する際，当該試験の試験責任者が退職している場合は，運営管理者に通知するだけでよいか？

A

廃棄の最終判断は運営管理者によって行われ，その指示により資料保存施設管理責任者が廃棄することになる．したがって，試験責任者が在籍しているか否かにかかわらず，廃棄処分の判断は，運営管理者が行うことになる．

なお，廃棄処分に至るまでの手順については，各試験施設においてSOPで規定し，それに従って実施する．

Q258 システム更新時の旧システムの維持方法

電磁的記録を生データと定義している場合，コンピュータ化システムや機器の更新時において，当該システムや機器の開発メーカー等の協力によって旧システムが維持され，電磁的記録の見読性の検証や見読できる体制を構築しておけば，電磁的記録のみを保存し，旧システムは保存しなくてもよいか？

A

当該システム及び機器の開発メーカー等の協力により，旧システムがGLP適用下で維持できる体制及び電磁的記録を見読できる体制が構築できるのであれば，本問のような運用で差し支えない．ただし，開発メーカー等における旧システムの維持を前提とした場合，開発メーカー等の体制が変化した際の対応を考慮しておく必要がある．

なお，医薬品等GLP省令に規定する生データの保存期間について十分考慮すること．

Q259 試験計画書，最終報告書の電子化に伴うGLP適合性調査

試験計画書，最終報告書の電子化を検討しているが，紙媒体が原本の場合，試験関係資料は資料保存施設で保存され，その管理責任は資料保存施設管理責任者にある．最終報告書等の原本を電磁的記録と定義し，文書管理システムで管理する場合，資料保存施設をどのように定義すればよいか？　また，このような場合，その管理責任は誰がもつべきか？

A

試験計画書，最終報告書の原本を電磁的記録と定義し，文書管理システム上で保存管理する場合，本システムは資料保存施設に即した管理とする必要があり，システム上に保存された最終報告書等の管理責任は資料保存施設管理責任者にある．本システムの管理については，これらの点に留意し，試験施設ごとに適切な管理体制が構築されていればよい．

なお，資料保存施設管理責任者とは別に，IT専門家等を配置するのであれば，資料保存施設管理責任者の責任下とする必要がある．この場合，資料保存施設管理責任者とIT専門家との業務分担や職務権限等を明確にしておく必要がある．

Q260 コンピュータ化システムで収集した生データの保存管理

コンピュータ化システムで収集したデータについて，試験期間中はコンピュータ化システムのサーバ上の電子データを生データと定義して試験終了後に電子媒体に保存し，これを生データとして資料保存施設に移管している．今後は試験終了後もサーバ上の電子データを生データと定義して保存したいと考えている．この場合，生データの取扱いについて，資料保存施設管理責任者とコンピュータ化システムを管理する職員の役割分担をSOPに規定することを考えているが，留意すべき点は何か？

A

資料保存施設管理責任者の責務については，電子データを生データと定義してコンピュータ化システムのサーバ上に最終保存する場合も，紙媒体及びDVDなどの電子データを保存した可搬型媒体を資料保存施設に保存する場合も同様である．資料保存施設管理責任者の責任のもと，コンピュータ化システムを管理する職員を配置するなど，試験施設ごとに適切な管理体制を構築し，データの保存管理業務を行うことで差し支えない．

Q261 GLP上の電子的な文書・記録の保存

試験施設の運営及び信頼性保証部門に係る種々の文書や記録（教育記録，機器の点検記録，調査記録，旧版のSOP等）の保存・管理のために，紙媒体をスキャン等の電子的な複写によって電子化し，これを原本として電磁的記録媒体で保存・管理したいが問題はないか？また，問題がないのであれば，その際に留意する点は何か？

A

電磁的記録媒体に取り込んだデータの真正性，見読性及び保存性が確保されていれば，紙媒体である原本を電磁的記録媒体に取り込んで新たに原本とすること，あるいはそれをバックアップとして保存・管理することは特に問題ない．

留意点としては，当該手順についてSOPに記載し，それに従って運用することが必要と考える．なお，スキャンした後の紙媒体の取扱いについても，SOPで定めておくことが必要である．

Q262 電子アーカイブシステムへの保存

GLP 専用ではない社内共用の電子アーカイブシステムに，電磁的記録媒体や電子ファイルの最終報告書原本を保存する場合の管理体制に関し，GLP 上留意すべき点は何か？

A

GLP 関連資料を電子アーカイブシステムに保存する場合の留意点としては，次のようなものがある．

- 当該電子アーカイブシステム内の GLP 関連資料の保存領域を他の領域と明確に区別し，資料保存施設として資料保存施設管理責任者の責任のもとで管理すること．
- 当該システムが，資料の保存のための十分な能力を有することを確認すること．
- アクセス権限のない者が，当該領域にアクセスできないことが確立されていること．

また，これらの他にも，関連 SOP の作成及び関係者への教育訓練の実施等が必要であると考える．

Q263 電子データのバックアップの管理

バックアップを電子媒体（DVD 等）で行ったが，この管理については，システム管理者のもとで実施してよいか？

A

試験終了前における，一時保管中データのバックアップの管理であれば，SOP に規定したうえで，システム管理者のもとで実施してもよい．ただし，一時保管中データの管理責任は試験責任者にある．一方，試験終了後，資料保存施設に移管したデータのバックアップの管理については，システム管理者ではなく，資料保存施設管理責任者の責任下で実施する必要がある．

Q264 デジタル画像などの参考データの電磁的記録による保存

最終報告書に添付したデジタル画像などのデータを保存する場合があるが，このような参考データの電磁的記録による保存については，試験施設において手順を策定し，適切に実施することでよいか？

A

当該電磁的記録が試験の再構築に必要ではない場合，保存に関しては，記録メディアの種類，データの重要度及び必要性をふまえ，各試験施設において適切に対応することで問題ない．

17　複数場所試験：Q265～Q286

Q265 複数場所試験の対象

被験物質の一つのロットで複数の安全性試験を外部委託により実施し，被験物質と媒体との混合物の濃度分析等を自社で行う場合の取扱いはどうなるか？

A

被験物質と媒体との混合物の濃度分析については，試験ごとに実施する必要があるため，自社が試験場所となる複数場所試験として実施する必要がある．また，通常は，委託先の試験責任者の試験計画書，最終報告書に自社の試験主任者の寄与が必要となる．なお，被験物質の特性・安定性試験や，媒体との混合物の安定性・均一性については，必ずしも試験ごとに個別に行う必要はなく，適切な引用は可能である．

Q266 複数場所試験

安全性試験を受託試験施設に委託し，その試験に用いた残余の被験物質を委託者に返却して試験期間中の被験物質の安定性を確認する場合，複数場所試験に該当するか？

A

被験物質の分析（特性・安定性試験）に関しては，必ずしもその試験固有で実施されるわけではなく，定期的に実施され，その結果が複数の試験に共通で使用されることがある．本問の場合，独立して実施するのであれば，複数場所試験には該当しない．

Q267 包括合意書の締結

試験施設と試験場所との間での事前取り決め事項（合意書）について，複数の試験で同じ測定・検査を同じ試験場所に委託する場合には，その内容が試験ごとに異なることはない．このような場合，試験施設と試験場所との間で包括合意書を定め，複数の試験に共通の合意書とすることは可能か？

A

試験操作に関わらない手続き上の事柄であれば，試験施設と試験場所との間で包括的な取り決めを締結することに問題はない．ただし，手続き上の事柄であっても，試験ごとで異なる情報に関しては，試験ごとに取り決めておく必要がある．

Q268 複数場所試験における情報伝達体制の運営管理者への確認

「医薬品・医療機器改正 GLP 解説」上巻 p.119（解説の[7]）では，医薬品 GLP 省令施行通知の記の 1 (16) 第 19 条関係ア④について「運営管理者によって確立された関係者間での試験関連情報の伝達方法は，あらかじめ合意の上，文書化しておくべきである」としているが，合意した内容を文書化する方法として，試験計画書にその旨を記載することでも問題はないか？

A

問題ない．文書化する手段は特に問わない．

Q269 試験施設・試験場所間の試験関係資料の送付

生データや標本を試験場所から試験施設に送付する際，どのような手段が認められるか？郵便や宅配便を用いてもよいか？　また，指定された者が直接搬送する必要があるか？

A

生データや標本の送付は，信頼できる輸送手段を使用するとともに，一連の流れを記録すること．また，送付における責任は試験場所と試験施設にある．具体的な輸送方法については，試験場所と試験施設の間で取り決めること．

Q270 試験責任者の所在

試験責任者は，試験の主要な部分が行われる場所にいる必要があるか？

A

試験の主要な部分が行われる場所にいることが望ましい．

Q271 同一試験場所における複数の試験主任者の指名

複数場所試験において，同一試験場所で，TK 測定と病理組織標本の観察，TK 測定とホルモン測定，病理組織標本作製と抗体価測定等，質の異なる測定や観察を実施することがある．このような場合，同一試験場所でそれぞれの測定や観察に適する試験主任者を複数指名してもよいか？

A

同一試験場所で，複数種類の測定，あるいは観察を実施する場合，それぞれ試験主任者を指名することで問題ない．ただし，どの試験主任者が，何の測定，あるいは観察を実施するのか等について，試験計画書に明記しておくことが必要である．

Q272 試験計画書への試験主任者の署名

試験計画書に試験主任者の署名は必要か？

A

試験計画書に試験主任者の署名は必須ではない．

Q273 試験場所における計画書・報告書の名称

試験場所における計画書・報告書の名称に制限はあるか？

A

試験計画書，最終報告書など，明確に区別できる名称にすべきである．

Q274 試験場所計画書の取扱い

複数場所試験において，試験施設に送付する試験場所計画書は，原本及び写しのどちらを提出すればよいか？

A

どちらでも差し支えない．複数場所試験において，試験場所計画書を作成する場合，たとえ試験場所計画書に試験主任者が署名等を行ったとしても，これは試験主任者が作成した試験計画書案の一部に過ぎない．そのため，署名等がなされた試験場所計画書の試験施設への送付については，試験施設と試験場所との事前の取り決め等に従えばよい．

Q275 試験場所への試験計画書（写し）の送付

試験主任者は，TK 測定計画書を電子メールや FAX 等で試験責任者に送付し，承認の連絡を同様に電子メールや FAX 等で受けた後，TK 測定を開始してもよいか？　なお，試験責任者の承認連絡の電子メールや FAX 等は，所定の手続きに従って TK 測定関係資料として保存するとともに，後日，試験責任者から送付された試験計画書（写し）により，試験責任者の承認を確認する．

A

TK 測定は，試験計画書に従って実施されなければならないため，試験責任者から試験計画書（写し）を受領していない段階では，TK 測定は実施できないはずである．

なお，試験計画書（写し）は，電子メールに添付された PDF ファイルや FAX 等でも差し支えない．

Q276 病理組織標本作製の受託

病理組織標本作製のみの受託試験施設においても，標本作製計画書及び標本作製報告書を作成する必要があるか？

A

病理組織標本作製のみの受託試験施設であっても，委託された部分の標本作製報告書を作成すること．なお，試験計画書において病理標本の作製方法が記載されている場合は，試験場所計画書を作成しなくてもよい．

Q277 試験場所から試験施設への報告方法

複数場所試験において，試験場所の分担部分については，試験責任者へのデータの提供または分担試験報告書の提出のどちらがよいか？

A

医薬品等 GLP 省令では，試験場所部分の結果を記載した試験場所報告書の作成を求めており，さらに，この報告書に対して QA 調査が必要となる．

Q278 試験責任者から試験主任者への指示

TK 測定が試験場所で実施され，試験責任者がその測定値について疑問がある場合，試験責任者は試験主任者に対して再測定を実施するよう指示できるか？　試験の実施責任からいえば，試験主任者が当該測定値に問題はないと判断しているので，それ以上の関与はできないことになるか？　また，試験責任者が TK 測定報告書の記載内容に疑問がある場合，試験責任者は試験主任者に対して訂正を促すことは可能か？

A

試験責任者は試験全体について責任を有している．このため試験責任者は，TK 測定における測定値や，TK 測定報告書に疑問が生じた場合は，試験主任者と十分に議論し，その結果，両者合意の下で，試験責任者から再測定や TK 測定報告書の訂正等を指示することは差し支えない．その際，試験責任者と試験主任者とのやりとりは，記録として残すべきである．

Q279 試験場所 QA の調査報告書の試験施設への報告

試験場所 QA の調査報告書は，自施設の試験主任者等への配付と同頻度で試験施設の試験責任者・運営管理者・信頼性保証部門（主信頼性保証部門）に配付すべきか？　また，試験場所 QA の信頼性保証陳述書の報告日は，どのように記載すればよいか？

A

試験責任者及び運営管理者にも報告する必要はあるが，必ずしも試験主任者や試験場所管理責任者と同頻度である必要はない．ただし，重要な内容については，すみやかに報告すること．

試験場所の信頼性保証陳述書には，試験主任者及び試験場所管理責任者への報告日の他，運営管理者，試験責任者及び主信頼性保証部門への報告日（発出日）を記載する必要がある．

Q280 主信頼性保証部門の QAU 調査報告書の試験場所への配付

主信頼性保証部門の QAU 調査報告書の試験場所への配付は，どのようにするべきか？

A

主信頼性保証部門の QAU 調査報告書は，試験場所に係る調査の QAU 調査報告書でなければ配付する必要はない．

Q281 複数場所試験の試験報告書に添付する陳述書

日本の試験施設で動物試験を実施し，TK 測定部分は海外の試験場所で実施した場合，TK 測定部分の試験主任者陳述書及び信頼性保証陳述書については，日本の医薬品等 GLP 省令を記載すべきか？

A

試験主任者陳述書及び信頼性保証陳述書は，実施した国の規制のみで対応可能と考える．しかし，承認申請時に GLP 適用試験と見なされるか否かは，承認申請した国の当局によって判断されることになる．

Q282 試験計画書における信頼性保証部門に関する記載

複数場所試験において，試験計画書に主信頼性保証部門及び試験場所の信頼性保証部門の役割分担（QA 担当者の氏名，役割，義務，責任など）について記載してもよいか？

A

複数場所試験において，信頼性保証部門の役割分担を明確にすることは重要であるが，試験責任者が作成する試験計画書に記載することは信頼性保証部門の独立性を疑わせることから，事前の合意文書など，試験計画書以外の文書で明確にすること．ただし，海外の試験施設との複数場所試験において，試験計画書以外の合意文書等が作成されないなど，やむを得ない場合には試験計画書に記載することも許容される．

Q283 複数場所試験において「試験の信頼性に影響を及ぼす疑いのある事態」を発見した場合の対応

試験場所の信頼性保証部門から，試験の信頼性に影響を及ぼす疑いのある事態について報告を受けた際，主信頼性保証部門は，どのようなことに注意すればよいか？

A

主信頼性保証部門は，試験場所で発生した試験の信頼性に影響を及ぼす疑いのある事態の状況を把握したうえで，運営管理者及び試験責任者へ報告あるいは改善のための勧告を行う必要がある．

また，運営管理者は試験場所の信頼性保証部門が適切に活動していることを確認するとともに，必要に応じ，試験場所の信頼性保証部門への調査や勧告等を考慮する必要がある．

Q284 複数場所試験における試験計画書からの逸脱

複数場所試験では，測定計画書の変更に際して試験責任者の事前承認が必要なため，時間的に制約を受けることがあり，変更書を作成するよりも逸脱として対処した方が効率的なケースが多々ある．どのケースも試験には影響しないと判断し，最終報告書の逸脱事項へ記載しているが，「試験責任者・試験主任者は不測の事態に十分に連携する」という基本的な考え方に鑑み，このような対応で問題はないか？

A

効率性のみを重視した安易な逸脱処理は，試験の質の面からも適切ではない．したがって，事前に試験計画の変更が予測できる場合は，試験計画書の変更手続きを行うべきである．

なお，試験計画の変更は試験責任者の事前承認が基本であるが，メールのやりとり等，変更手続きの状況により，試験責任者の事前承認が得られていれば，変更書への署名が後日となることは許容される．しかし，この場合も変更手続きは速やかに行われるべきである．

Q285 複数場所試験における逸脱の最終報告書への記載

複数場所試験において，試験場所での SOP からの逸脱事項等が試験場所報告書に記載されている場合，試験責任者が作成する最終報告書本文に，改めて当該逸脱事項等について記載する必要はあるか？

A

試験責任者は，試験場所で実施される業務についても最終的な責務を負っているため，試験場所で発生した予見することができなかった事態及びその他の問題点を把握しておく必要がある．したがって，試験責任者が試験場所で発生した逸脱事項等の報告を受け，その内容が試験全体に影響を及ぼすと判断した場合は，最終報告書本文へ記載する必要がある．

Q286 複数場所試験での試験の変更内容の通知

複数場所試験における試験が終了し，試験場所の報告書提出後に試験施設の試験計画書に変更が生じた場合，その変更内容を試験場所に通知する必要はないと考えてよいか？

A

本問のような場合であれば，通知する必要はない．

18　TK 測定：Q287～Q292

Q287　TK における試験計画書とバリデーション試験

試験計画書には TK 測定方法の概略を記載し，実際のサンプル測定までにバリデーションを終了させ，測定を行うという対応でよいか？

A

その対応で問題ない．ただし，測定方法が確立した時点で，必要に応じて試験計画書の変更書を作成しなければならない．

Q288　TK 測定試料の安定性の取扱い

TK 測定の分析法バリデーションは非 GLP でもよいとされているが，バリデーション項目の一つである「測定試料の安定性」については，GLP での保証が必要か？

A

分析法バリデーションの項目の一つである「測定試料の安定性」についても，他のバリデーション項目と同様に非 GLP 下で実施しても差し支えない．

なお，バリデーションの過程は，十分な記録を残すとともに，医薬品等 GLP 省令に従って資料保存施設に保存しておく必要がある．

Q289　TK 測定の対照群において被験物質が検出された場合の対応

TK 測定において，対照群に検出限界をわずかに上回る程度の被験物質が検出されることがある．各検査等に異常が見られず，曝露量は最低投与群の投与 24 時間値付近の場合，最終報告書にはどのように記載したらよいか？

A

TK 測定において，対照群で被験物質が検出されることはコンタミネーションがない限りあり得ないはずである．

コンタミネーションは，日常的に起こるものではないことから，本問の場合「予見できなかった事態」の項に記載すること．また，コンタミネーションの原因を追究することも重要である．

Q290 標準物質・内標準物質の管理

TK 測定，あるいは投与検体測定で使用する標準物質，内標準物質は，被験物質と同等の管理を行う必要があるか？

A

TK 測定等のために必要な標準物質，内標準物質は，被験物質に準じた管理（温湿度管理等）が必要である．

Q291 標準物質の取扱い

TK 測定で使用する標準物質の特性値，あるいは安定性の情報は，どの程度必要か？

A

TK 測定の目的，測定期間から，必要とされる特性値及びその期間を保証する安定性の情報を入手すること．なお，標準物質についても，被験物質の特性値の測定に準ずることが望ましい．

Q292 TK 測定標準物質及び内標準物質の安定性

日本薬局方標準品，USP（アメリカ薬局方）標準品，EP（ヨーロッパ薬局方）標準品は，一部を除き安定性やそのロットの含量は表示されていない（試験成績書がない）が，TK 測定用の標準物質及び内標準物質として使用することは可能か？　また，規定された使用期限内は安定であると考えてよいか？

A

使用することは可能であり，規定された使用期限内は安定であると考えてよい．ただし，このことを SOP または試験計画書に定めておき，規定された保存条件下で適切に保存されていたことを記録しておく必要がある．

19　GLP 適合性調査：Q293～Q309

Q293 GLP 適合性調査における最終報告書原本の必要性

委託試験の場合，委託者が最終報告書等を保存している場合があるが，GLP 適合性調査の際は，原本を提出しなければならないか？　また，資料保存について，委託者の保存状況も調査対象となるか？

A

GLP 適合性調査の際は，原則として，写しを提出することで差し支えない．ただし，原本による確認を要する場合，調査時に原本を取り寄せてもらい確認することになる．なお，委託者の資料保存の状況については，PMDA の調査対象とはしていないが，製造販売承認申請時において厚生労働省が必要と判断した場合には，厚生労働省または PMDA による実地の調査（GLP 基準適合性調査）の対象となる．

Q294 GLP 適合性調査における非 GLP 職員の調査

GLP 区域内の飼育室，被験物質調製室，実験室及び機器を「GLP 職員以外の研究者」が使用する場合があるが，このような「GLP 職員以外の研究者」は，GLP 適合性調査の対象となるか？　また，調査対象となる場合，どのような事項の調査が行われるのか？

A

「GLP 職員以外の研究者」が GLP 区域内で非 GLP 試験の作業を行っている場合，GLP 施設が適切に管理運営されていることを確認する観点から，「GLP 職員以外の研究者」の教育訓練記録等が調査の対象となる．

Q295 GLP 適合性調査における指摘事項

前回の GLP 適合性調査時と全く変わっていない事項（ソフト面，ハード面ともに）に対して，指摘事項となることがあるのはなぜか？

A

各調査では，調査対象施設で行われている GLP 運営のあらゆる要素を網羅しているわけではない．したがって，前回の調査で触れなかった事項が今回の調査で指摘事項となる場合がある．

Q296 GLP 適合性調査資料に記載する GLP 組織の考え方

受託試験施設で GLP 適用試験として，次の①～④の試験を実施している場合，GLP 適合性調査の対象となるのは①のみであることから，GLP 適合性調査資料に記載する GLP 組織の構成については，TK 測定関係者だけでよいか？　また，②～④についての記載は不要か？

① TK 測定
② 調製検体の含量，均一性及び安定性試験
③ 生体由来生理活性物質の濃度測定
④ 原薬及び製剤の品質試験及び安定性試験

A

GLP 適合性調査は，当該試験施設の医薬品等 GLP への適合状況を確認しており，調査対象となる試験区分に関わりなく，すべての医薬品等 GLP を適用した試験が調査対象となりうる．このため，GLP 適合性調査資料には，GLP 組織を構成する職員全員の記載が必要である．なお，GLP 適合性調査の申請時に添付する過去 3 年以内の終了試験一覧表には，対象となる試験区分の他，複数場所試験として実施した試験も「その他の区分」として記載すること．

Q297 QA 記録の調査

GLP 適合性調査で，QA 記録や QA 報告書は調査対象となるか？

A

GLP 適合性調査では，原則として QA 記録や QA 報告書は直接調査しない（OECD GLP 文書 No.4 参照）．

Q298 理化学試験実施施設の GLP 適合性調査

被験物質の特性試験のみを GLP で実施している試験施設について，今後，GLP 適合性調査を実施する予定はあるか？

A

現時点では，被験物質の特性試験のみを行う試験施設に対して，「施設に係る GLP 適合性調査」（3 年ごとの定期調査）を実施する予定はない．ただし，当該試験施設が試験場所として，GLP 適用複数場所試験の一部を実施した場合は，当該試験を実施した試験施設に対する GLP 適合性調査の一環として，調査を行う可能性がある．

Q299 追加適合認定調査に係る手数料

再生医療等製品の追加適合認定調査について，安全性試験調査申請書に記載予定の調査対象試験区分が，前回のGLP適合性調査時の医薬品あるいは医療機器のGLP適合確認書で適合性を確認した試験区分と異なっている．この場合，追加適合認定調査のための手数料として，「対象試験加算」や「対象区分加算（再生医療等製品）」は必要か？

A

必要ない．追加適合認定調査のための手数料は，「追加適合認定」のみの金額となる．

通常の調査であれば，相互乗り入れの対象にならない試験区分に対しては別途手数料が発生する．しかし，追加適合認定調査は例外とされ，そのための手数料を納入すれば，相互乗り入れの対象とならないような試験区分についても，一括して手数料中に含まれるものと判断される．

Q300 GLP適合性調査資料へのコンピュータシステムの記載範囲

資料保存施設における保存資料情報を管理するシステム等は，GLP適合性調査資料（コンピュータシステムの項）に記載しなくてもよいと考えるが問題はないか？

A

当該コンピュータシステムが，GLPで保存すべき電磁的資料・記録を発生させるような場合であれば記載が必要である（それ以外のもので，例えば，閲覧・検索のみを目的とするシステムなどであれば記載は不要である）．

Q301 試験施設閉鎖に伴うGLP適合性調査

GLP適合確認書の有効期間内にすべてのGLP適用試験を終了し，その後試験施設を閉鎖する場合であっても，閉鎖前にGLP適合性調査を受ける必要があるか？

A

GLP適合確認書の有効期間内にすべてのGLP適用試験を終了しているのであれば，試験施設閉鎖の理由のみでGLP適合性調査を受ける必要はない．ただし，調査が必要と認められた場合には任意調査を実施する．

なお，試験施設閉鎖後の試験関係資料（共通資料を含む）の保存については，GLP管理下で適切に実施する必要がある．

Q302 PMDAによる任意調査①

実施要領通知の一部改正に伴うGLP適合性調査の新制度では，GLP適合確認書の有効期間内でのPMDAによる任意調査が可能となったが，その理由は何か？

A

従前より「厚生労働省が実施する医薬品GLP実地調査に係る実施要領について」(平成17年8月5日薬食審査発第0805003号)及び「厚生労働省が実施する医療機器GLP実地調査に係る実施要領について」(平成17年7月15日薬食機発第0715003号)が定められており，GLP適用試験に対して，その信頼性等について確認する必要があると判断された場合には，厚生労働省が主体となって実地の調査(GLP基準適合性調査)を実施することができるとされている．その一方，PMDAでは独自事業として「施設に係るGLP適合性調査」を実施しており，「適合」と判断された試験施設には「GLP適合確認書」を発行している．

新制度では，GLP適合確認書が発行された試験施設において，GLP適合に関する疑義が発生した場合，GLP適合確認書を発行する組織の責任として，PMDA自らが調査を実施し，必要であればGLP適合確認書の取消しを行えるよう，PMDAによる任意調査の実施を明確に規定したものである．

Q303 PMDAによる任意調査②

新制度では，PMDAへの申し立てなどを根拠に，GLP適合確認書の有効期間内でのPMDAによる任意調査が可能となったが，委託試験において受託者にGLP上(あるいは科学的に)明らかな疑義が生じた場合，委託者も当該試験について申し立てをすることは可能か？

A

GLP上の問題であれば，誰でも申し立てをすることが可能である．ただし，任意調査は当事者間(委託者と受託者)の問題を解決するための制度ではないことを認識しておくこと．

Q304 ハイブリッド試験の取扱い

いわゆるハイブリッド試験(例えば，反復投与毒性試験＋安全性薬理コアバッテリー試験，あるいは埋植試験＋血液適合性試験など)を実施した場合，試験区分の実施実績はどのように考えればよいか？

A

試験の実施内容に応じて，複数の試験区分の実施実績とすることは可能である．

「ハイブリッド試験」とは，1つの試験の中で別の試験に該当する評価もあわせて行うような試験デザインを指す．例えば，ある医薬品の反復投与毒性試験が安全性薬理コアバッテリー試験とのハイブリッド試験である場合，あるいは医療機器の埋植試験が血液適合性試験とのハイブリッド試験である場合，状況によっては，これら両方の試験に対応する区分を取得することも可能である．ただし，1つの試験において，これら両方の試験に対応するエンドポイントが十分に捉えられていることが前提である．

Q305 調査対象試験区分「Ⅲ．その他の試験」に該当する試験項目

医薬品，医療機器及び再生医療等製品において，「Ⅲ．その他の試験」にはそれぞれどのような試験が含まれるか？

A

医薬品では「TK 測定」，「受託病理組織標本作製」，「受託病理組織学的検査」，「依存性試験」及び「血液適合性試験」，医療機器では「TK 測定」，「受託病理組織標本作製」及び「受託病理組織学的検査」，再生医療等製品では「受託病理組織標本作製」，「受託病理組織学的検査」及び「動物を用いない造腫瘍性試験」が含まれる．

Q306 ガイドライン化されていない非臨床安全性試験

ガイドライン化されていない非臨床安全性試験をGLP適用で実施した場合，当該試験はいずれの試験区分の実施実績として取り扱われるか？

A

基本的には，ICH や OECD 等，国際的な合意のもとに作成されたガイドラインに即して実施された試験が，試験施設に係る GLP 適合性調査の対象となり，ガイドラインが存在しない試験は，調査に際して個別に判断されることになる．このような試験の多くは，既存の区分に分類されると考えられるが，既存の区分に該当しないと判断されれば，「Ⅲ．その他の試験」に分類することを考慮する．その場合，GLP 適合確認書には，当該試験種名が記載されることになる．なお，実施した試験の内容によっては，調査対象外と判断される場合がある．

Q307 受託病理業務の試験区分

GLP 適合性を確認する試験区分のうち，「Ⅲ．その他の試験」にある「受託病理組織学的標本作製」と「受託病理組織学的検査」は，それぞれ独立した試験区分と考えてよいか？

A

その考えで問題ない．

これら2つのうち，いずれか1つを調査申請した場合，試験区分は「Ⅲ．その他の試験—受託病理組織学的標本作製」または「Ⅲ．その他の試験—受託病理組織学的検査」のうちの一方の試験区分となる．これに対し，2つとも調査申請した場合，試験区分は「Ⅲ．その他の試験—受託病理組織学的標本作製」及び「Ⅲ．その他の試験—受託病理組織学的検査」の両方となる．

なお，手数料の詳細については，PMDA ホームページの「安全性試験調査」を参照すること．

Q308 血液適合性試験の相互乗り入れの可否

医薬品と医療機器のそれぞれで，血液適合性試験の GLP 適合性確認を希望する場合，手数料は医薬品，医療機器ごとに発生せず，一区分の手数料でよいか？

A

血液適合性試験は，医薬品の場合では「Ⅲ．その他の区分」の一部であり，医療機器の場合では「Ⅱ．In vivo 毒性試験」に含まれる．このため，相互乗り入れの条件である「同一の試験区分」が満たされておらず，医薬品，医療機器ごとでの GLP 適合確認が必要となり，手数料も一区分ではなく，それぞれ発生する．

Q309 医薬品または医療機器から再生医療等製品への相互乗り入れ

過去3年間に再生医療等製品に関する試験実績がなくても，再生医療等製品の GLP 適合性調査を申請することはできるか？

A

GLP 適合性を希望する試験区分に相当する医薬品または医療機器の試験実績があれば，申請可能である．

ただし，実際に「医薬品または医療機器から再生医療等製品への相互乗り入れ」が可能かどうかは，GLP 適合性調査にあたって，試験施設・機器や人的条件を含め，さまざまな角度から確認し，個別に判断される．

20　申請資料：Q310～Q316

Q310　承認申請時の GLP 適合確認書の取扱い

次回の GLP 適合性調査では，TK 測定を調査対象試験から除外して調査申請する予定にしている．現在の GLP 適合確認書の有効期間内に実施された TK 測定の試験関係資料を，有効期間後に承認申請で使用する場合，当該試験関係資料は，GLP 適合施設で実施された試験として扱われるか？

A

GLP 適合確認書の有効期間内に試験を開始し，TK 測定報告書が完成していれば，当該試験関係資料は GLP 適合施設で実施された試験として取り扱われる．なお，承認申請の際は，TK 測定に関して適合を受けていた時の GLP 適合確認書の写しもあわせて提出すること．

Q311　最終報告書に訂正があった場合の承認申請資料の取扱い

最終報告書の訂正書が発行された場合，承認申請資料には「最終報告書＋訂正書」の写しを添付するべきか？　あるいは「訂正書を反映した新たな最終報告書」を作成して添付するべきか？

A

取扱い通知では，「GLP 適用承認申請資料には，GLP で規定する最終報告書の写しを使用すること」と規定している．したがって，「最終報告書＋訂正書」の写しが承認申請資料となる．

Q312　医薬品等 GLP 省令第 4 条の委託者の責務

他社より医薬品開発の権利を承継した場合，承継者は承継前の委託試験の信頼性を改めて確認し，記録する必要があるか？

A

薬機法では，承認申請等の資料の信頼性は申請者が保証するとしている．したがって，医薬品開発の権利を承継した者が，承継前に実施された委託試験を承認申請資料として使用する場合，その信頼性について確認し，保証する必要がある．

Q313 医療機器：OECD MAD 参加国と GLP の適用範囲

日本やアメリカでは，それぞれの法令下で医療機器 GLP の適用が明示されているが，OECD MAD 参加国すべてに医療機器 GLP が適用されている状況ではないと認識している．現時点において，どの国で行われた医療機器 GLP 適用試験であれば，承認申請資料として受入れが可能か？

A

GLP の適用範囲は各国の法令で定められており，詳細については直接連絡して確認する必要がある．OECD GLP に関する情報及び各国規制当局 GLP 担当者の連絡先は，いずれも OECD のホームページに掲載されている．

なお，医薬品と医療機器の間で，GLP で求められる事項が大きく異なることはないため，医療機器に対する GLP 適用が明示されていない国で行われた試験が，必ずしも受入れ不可能ということはない．

Q314 閉鎖された試験施設の試験資料

これまで安全性試験の実施を委託していた受託試験施設が閉鎖されたが，当該医薬品の承認申請の時期が，閉鎖された受託試験施設の GLP 適合性調査からかなり年数を経過してしまう場合，実施した安全性試験は GLP 適用承認申請資料として使用できるか？

A

GLP 適用試験の開始前に GLP 適合確認書が発行されており，かつ，その有効期間内に試験が終了している場合であれば，当該試験の実施期間を含む GLP 適合確認書の写しを提出することで差し支えない．ただし，試験関係資料（共通資料を含む）の保存については，GLP 管理下で実施する必要がある．

Q315 複数場所試験における海外の GLP 適合確認状況

FDA が GLP 適合性について確認済みであることを示す情報を入手できない試験場所（アメリカ）に，当該 GLP 適用試験業務の一部が委託されている複数場所試験（委託者である試験施設は FDA の GLP 適合確認済み）を承認申請資料として用いたい場合，「GLP 適用試験施設票（外国施設用）」は，どのように記載したらよいか？

A

当該試験場所に問い合わせるなどして，GLP 適合確認状況を具体的に記載すること．また，GLP 適合性について確認済みであることを示す情報が入手できない場合は，その旨を記載すること．

Q316 中国で実施された試験

中国で実施された非臨床試験（日本の GLP を遵守）のデータを，GLP 適用承認申請資料とすることは可能か？

A

中国は，OECD 加盟国あるいは OECD MAD 参加国ではないため，日本にこれらの試験データを受け入れる義務はない．仮に中国及び OECD 加盟国の GLP 査察当局等による査察を受けた試験施設で実施した試験であっても，この原則は変わらない．したがって，当該試験データを無条件で GLP 適用承認申請資料として受け入れることはできない．

21　その他：Q317～Q319

Q317 被験物質分析における用語

安全性試験とは独立して被験物質の特性・安定性試験を実施する際，医薬品等 GLP 省令で規定する用語（試験責任者・試験計画書等）または医薬品等 GLP 省令で規定されていない用語（分析責任者・分析報告書等）のどちらを使用するのが適切か？　また，このような理化学試験において，試験計画書，最終報告書の必要項目に明らかに該当しない事項については，項目自体を設けなくても差し支えないか？

A

GLP 適用で試験を実施する場合は，理化学試験であっても医薬品等 GLP 省令で規定する用語を使用すること．なお，試験計画書，最終報告書の記載事項についても，医薬品等 GLP 省令に従う必要がある．

Q318 GLP 施設の閉鎖に伴う取扱い

GLP 施設を閉鎖する際，あるいは，閉鎖後の留意点は何か？

A

閉鎖した試験施設内において，引き続き資料保存を実施する場合，運営管理者，資料保存施設管理責任者及び信頼性保証部門責任者からなる資料保存のための GLP 組織が必要となる．

委託者等が当該資料を引き継ぐ場合は，委託者等の資料保存施設で保存することになるが，その際は GLP に従って実施しなければならない．また，資料保存が可能な施設に外部委託し，GLP 下で保存することも可能である．

なお，試験施設の廃止にあたっては，変更等連絡書により，すみやかに PMDA の GLP 調査担当へ連絡すること．

Q319 動物の安楽死の判断者

第三者認証組織が認証した動物実験施設における GLP 適用試験での動物の安楽死の判断は，試験責任者，あるいは認証された動物実験施設の責任（管理）獣医師のどちらが優先されるか？

A

GLP 適用試験では，試験責任者が最終的な判断を行ったことを記録に残しておく必要がある．なお，試験の継続の可否について，試験責任者と責任（管理）獣医師に意見の相違がみられた場合は，GLP を遵守しつつ試験施設において解決する必要がある.